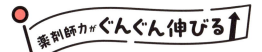

専門医がじっくり教える

心不全・心房細動

志賀 剛 著・監修　日経ドラッグインフォメーション 編集

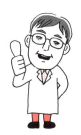

はじめに

　高齢化に伴って心不全患者数は増加の一途をたどっています。また、心房細動患者も加齢とともに増加しており、いずれも循環器疾患としては頻度の高いものです。今や common disease といっても過言ではなく、その治療・管理は循環器専門の医療機関で完結するものではなく、地域（在宅医療も含む）でみていく疾患といえるでしょう。

　心臓、心電図というと、とっつきにくいと感じる薬剤師の方も多いかもしれません。しかし、理屈が分かれば決して難しい病気ではなく、治療やフォローアップのポイントも自然と見えてきます。そのためには、次の2つポイントを押さえることが鍵です。

　その1つは代償機転です。ヒトと機械の大きな違いは、何か不具合があった時に代償機転が働くか否かです。機械はボルト1つ外れれば止まってしまいますが、ヒトはそう簡単には止まりません。ヒトでは心臓のポンプ機能が低下しても心筋および全身から臓器血流を維持しようとする代償機転が働きます。そこには攻撃因子と防御因子が絶妙なバランスでサポートしています。しかし、そのバランスが破綻すると心不全が発症してしまいます。

　心房細動も一種の代償機転といえます。加齢による心筋の変化、ストレスや過労により心臓に負担がかかると、それを軽減しようと心房細動を起こして、自ら心臓を守るホルモン（ナトリウム利尿ペプチド）を分泌して代償しようとしているといえるのかもしれません。

もう1つのポイントは症状です。心不全も心房細動も症状が重要で、治療の鍵となります。心不全はもともと症候名であり、症状から診断されるものです。また、その症状の程度が重症度を表し、予後予測因子ともなります。治療効果は症状の変化で判断します。

　心房細動も様々な症状を伴っており、脳卒中や心不全の引き金になることもあり、患者の生活の質（QOL）を低下させてしまいます。

　本書では、まず病気の仕組みを知ってもらい、そこから治療の役割、薬の使い方が理解できるようなしかけにしています。なぜこの薬を使うのか、薬を使うと何が変わるのか、そして良いことも悪いことも含めて体で何が起きるのか——。この理屈が分かるとより適切な薬物療法のマネジメント、患者フォローアップが可能となるはずです。

　繰り返しになりますが、心不全と心房細動はcommon diseaseです。そして慢性疾患として一生ケアが続きます。病気だけ治せばいいわけではなく、これらの病気を持った「人」をケアしていく、という意識が必要です。

　医療が専門化、複雑化する中で薬の専門家である薬剤師の役割はますます大きくなっています。薬剤師の皆さんが医療チームの一員として取り組んでいかなければならない時代に、本書がその一助となれば大変うれしいです。

2024年12月

志賀　剛

目次

はじめに ……………………………………………………………… 2
目次 ………………………………………………………………… 4

PART 1

心不全

基礎編①
心不全とは
代償機転が破綻した結果、症状が表れる ……………………… 12

基礎編②
Frank-Starling機構
血行動態を守る要、破綻すると症状が表れる ………………… 18

基礎編③
交感神経系とRAA系
心機能低下や血行動態の変化に対して働く …………………… 24

基礎編④
心不全症候とは
血液のうっ滞と低拍出が症候を引き起こす …………………… 28

薬物治療総論①
急性心不全
血行動態を改善し心拍出量を上げる治療が中心 ……………… 38

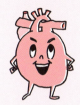

薬物治療総論②
慢性心不全
HFrEFとHFpEFによって治療が異なる ……… 46

薬物治療総論③
調剤後のフォローアップ
退院後早期は特に注意、体重管理に目配りを ……… 52

薬物治療各論①
利尿薬
うっ血を解除し心負担を軽減する ……… 60

薬物治療各論②
ACE阻害薬/ARB
血圧や腎機能の低下に十分な注意を ……… 70

薬物治療各論③
ARNI アンジオテンシン受容体ネプリライシン阻害薬
ナトリウム利尿ペプチドを活性化し心血管を保護 ……… 78

薬物治療各論④
MRA ミネラルコルチコイド受容体拮抗薬
HFrEF患者の予後を改善、標準治療薬の1つ ……… 82

薬物治療各論⑤
β遮断薬
増量時は心不全症状の悪化に要注意! ……… 86

薬物治療各論⑥
SGLT2阻害薬
HFrEFとHFpEFの両方で予後改善効果 ················· 94

薬物治療各論⑦
イバブラジン
血圧を下げずに心拍数を抑える ························· 102

薬物治療各論⑧
ベルイシグアト
標準治療を受けていても入院を繰り返す患者に ········· 108

薬物治療各論⑨
ジゴキシン
服用中は食欲不振などに要注意 ························· 112

薬物治療各論⑩
アミオダロン
心不全患者では第一選択となる抗不整脈薬 ············· 120

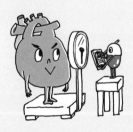

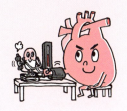

心房細動

心房細動とは
病態と薬学管理
脈と症状に着目しよう ······················ 126

心房細動の薬物治療①
抗凝固療法
出血と塞栓症の両面に配慮を ·············· 134

心房細動の薬物治療②
レートコントロール
脈拍数と症状に着目してフォローアップを ······ 148

心房細動の薬物治療③
リズムコントロール
「普段と違う動悸」などの症状を見逃すな ······ 158

予後改善のために
合併症と心血管リスクの管理
併存症管理や生活習慣是正のサポートを ······ 174

PART 2

PART 3 カンファレンスで学ぶ フォローアップの勘所

70代の心不全患者が整形外科受診、気を付けたい処方は ─── 184

心房細動合併の心不全患者の血圧低下、どう考える？ ─── 200

索引 ─── 216

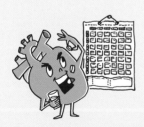

PART 1 心不全

kandokoro

様々な心疾患の終末像である心不全。疾患への理解とフォローアップを考える上で押さえるべき代償機転と症状、さらに心不全患者に使われる薬についてじっくり学びましょう。

基礎編 ❶

心不全とは

代償機転が破綻した結果、症状が表れる

　心不全は、様々な心疾患の終末像であることから、病態が複雑で捉えにくい面があります。

　しかし、心不全が心臓や体が持つ代償機転（代償機構、後述）の破綻により起こることや、心不全治療薬は基本的にはその代償機転を助け、補完するような働きをするといったことが理解できれば、薬の使い方やフォローアップのポイントが把握しやすくなるでしょう。

　そこで本書では、心不全の病態や心臓や体が持つ代償機転について詳しく説明した上で、薬物治療について解説していきます。

心不全の診断は症状が鍵となる

　まずは、心不全の定義を押さえておきましょう。「急性・慢性心不全診療ガイドライン2017年改訂版」（日本循環器学会、日本心不全学会）では、心不全は次のように定義されています。

〈心不全の定義〉
何らかの心臓機能障害、すなわち、心臓に器質的および/あるいは機能的異常が生じて心ポンプ機能の代償機転が破綻した結果、呼吸困難・倦怠感や浮腫が出現し、それに伴い運動耐容能が低下する臨床症候群

　ここにある「代償機転」とは、生命維持に必要な心拍出量を維持するための調節機構のことであり、主に心筋固有の「Frank-Starling機構」と、全身で代償する神経体液性因子を介した機構の2つがあります。

　心臓機能障害は、心筋梗塞や心筋症、心臓弁膜症、心房細動など様々な心疾患によって起こり得ますが、何か異常が起こったからといっても、全てが直ちに心不全になるわけではありません。それは代償機転が働いてカバーしてくれるからです。

　この代償機転が働いても維持できなくなり、血行動態が破綻した時に、息切れや浮腫などの自覚症状が出現し、運動・活動能力の低下が認められて初めて、心不全と診断されます（**図1**）。

図1 ◎心不全の臨床的定義 (筆者による)

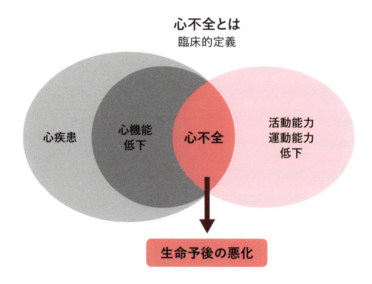

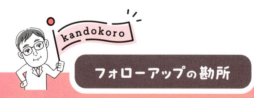

代償機転が破綻し、症候が表れ運動・活動能力が低下して初めて「心不全」と診断されることを知っておこう。

心不全は発症前から治療が始まっている

　図2は心不全の進展ステージと経過を示したものです。臨床的に心不全は心不全症候（症状と診察等による徴候）を有する「Stage C」以降です。心機能障害を伴う器質的心疾患を有しながら、心不全症候が出現していない段階を「Stage B」、それ以前の、心機能障害も起こしていないが、放置すればStage Bに進む高血圧などのリスクを持っている段階を「Stage A」としています。

　心機能障害は突然生じるのではなく、長い年月の"準備状態"を経て起こります。そして、心不全は一度発症すると後戻りできません。つまり治癒することはなく、治療により症状が改善しても、心不全治療を止めることができません。

　従って、Stage AやBの段階から心不全症候を発現させない介入が重要となります。つまり心不全は、症状が発現する前（発症前）から治療が始まっているといえるでしょう。そのため、まずは高血圧、脂質異常症、糖尿病、高尿酸血症の治療、体重管理に加え、禁煙や運動、睡眠など生活全般の管理が基本となります。特に高血圧は"サイレントキラー"と言われ、侮れません。降圧薬をはじめとする治療薬の服薬順守とともに、生活習慣の是正も重要です。

　なお、心不全ステージは一度でも心不全症候が出現すれば「Stage C」に分類され、症候が改善しても前のステージに戻ることなく、慢性心不全としての治療を続けることになります。

図2 ◎ 心不全とそのリスクの進展ステージ[1]

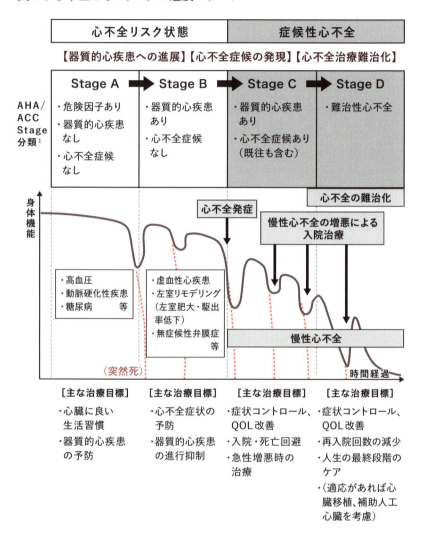

1: 2013 ACCF/AHA guideline for the management of heart failure Circulation. 2013;128:e240-327.

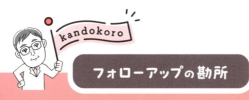

フォローアップの勘所

心不全治療は、症候が表れる前のStage A、Bの段階から始まっていると心得て、生活習慣病の管理をサポートしよう。

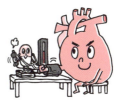

参考文献

1) 厚生労働省　脳卒中、心臓病その他の循環器病に係る診療提供体制の在り方に関する検討会「脳卒中、心臓病その他の循環器病に係る診療提供体制の在り方について」（平成29年7月）

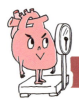

基礎編❷

Frank-Starling機構

血行動態を守る要、破綻すると症状が表れる

　代償機転（代償機構）について、もう少し詳しく見ていきましょう。
　生体には心機能の低下や血行動態の変化に対する代償機転があり、心臓のポンプ機能が低下した時にも組織への血流を維持して生命を守るように働きます。しかし、心臓の持つ予備能を超えて負荷がかかると血行動態が破綻し、心不全症状が生じます。

心臓のポンプ失調に対する代償機転としては主に、
　（1）　心筋固有の「Frank-Starling機構」
　（2）　神経体液性因子を介した機構
——が存在します。

　「Frank-Starling機構」は、後負荷（体血管抵抗、動脈圧）または前負荷（容量、循環血液量）の増大に対して、心筋自体が伸展し、張力を増すことでポンプ機能を保ち、血行動態を維持しようとする心筋固有の機構です。

図1 ◎ 体循環と肺循環のイメージ（筆者による）

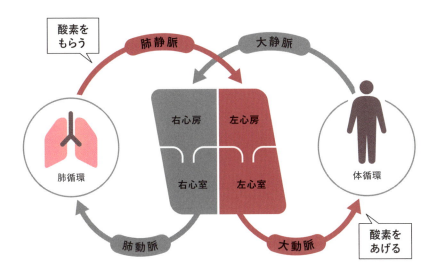

　心臓は、左心室の拡張と収縮を繰り返すことで血液を全身に送り出しています（**図1**）。

　心拍出量は、(1) 血圧（体血管抵抗、後負荷）、(2) 静脈還流（容量、前負荷）、(3) 交感神経系（心臓の収縮）——によって規定されます。

　何らかの理由で血圧が急に高くなると、左心室は高い圧力の大動脈に対して血液を送り出すのが困難となり、1回拍出量が減ってしまいます。

しかし、数拍後には左心室が自らの容積を増大させ、心筋を引き延ばすことで張力を高め、その力で心臓から血液を押し出し、1回拍出量を増やします。(**図2-a**)。

　一方、静脈還流量（前負荷）が増大すると多量の血液が心臓に流れ込みます。左心室は、右心から肺を通って回ってくる血液（動脈血）をどんどん大動脈に送り出さなくてはならず、同様に自らの容積を増大させ、1回拍出量を増やします（**図2-b**）。

　このように左心室は普段から、血圧の上昇や血液量の増大に対応して自らの容積を変化させて心拍出量を維持しています。これがFrank-Starling機構です。

　ただし、これには多くの収縮エネルギーと酸素を要するため、長く続くと心筋が疲弊し、心拍出量を維持できなくなり、血行動態が破綻して心不全症状を引き起こします。つまり、Frank-Starling機構は自己犠牲的な代償といえます。

図2 ◎ 心室固有の代償機構「Frank-Starling機構」(筆者による)

動脈圧（後負荷）が増大した場合

動脈圧が増大すると、最初は心拍出量が低下し、数心拍後には心室容積が増大することにより心拍出量が維持される。

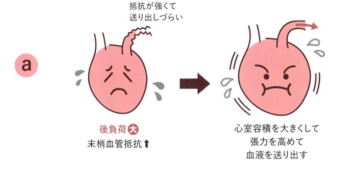

静脈還流量（前負荷）が増大した場合

静脈還流量の増大により心室容積は増大し、心拍出量が増大する。この時の血圧の上昇はわずかである

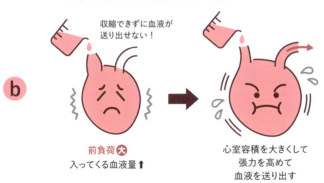

この機構の破綻により心不全を来すケースの例として、高血圧性心疾患で説明しましょう。

　高血圧が長く放置されていると、左室の壁を厚く（肥大）することで、単位心筋当たりにかかる圧に対抗する壁応力（wall stress）を軽減しようとします（ラプラスの法則）。高血圧性心肥大を来しているところに、興奮などで血圧が急激に上昇すると突然、泡状の痰を喀出して呼吸困難となり、急性心不全症状を呈する病態があります。

　これは、血圧上昇という後負荷増大に対して、病的心筋（肥大心）のために心筋が十分に拡張できず、代償が効かなくなるために起こります。この結果、心臓から十分に血液を送り出せず、左室内圧上昇、左房圧上昇、肺静脈圧上昇、肺毛細管の静水圧上昇と逆行性の圧上昇伝播が起こり、急性肺水腫を起こしてしまいます。

　また、高血圧性心肥大があるところに、塩分摂取過多によって心不全症状を呈するケースも、同様にFrank-Starling機構が破綻した結果と捉えられます。この場合、塩分過多によって血中ナトリウム（Na）濃度が高まると、浸透圧により血管内に水を引き寄せられ、循環血液量が増大し前負荷が増大します。しかし、心肥大があると血液量の増大に対して心室を十分に拡張することができず、心筋固有の代償が効かなくなります。このため、心臓から十分に血液を送り出せず、心不全を来してしまいます。

後負荷、前負荷の軽減がポイント

　このFrank-Starling機構には心不全治療のヒントが隠れています。この代償機構を破綻させないこと、つまり左心室が大きくならなくても楽に血液を送り出せるようにしてあげることが治療となります。

　そのためには、いかに後負荷や前負荷を軽減するかがポイントとなります。急性心不全の治療には利尿薬や血管拡張薬を使いますが、利尿薬により循環血流量を減少させて前負荷を、血管拡張薬により後負荷を軽減させて心臓の負担を減らしているわけです。

　また、心不全管理には、予防も含めて日頃の血圧管理と塩分制限の重要性がいわれていますが、それは後負荷や前負荷（循環血流量）を増大させないようにして、Frank-Starling機構を破綻させないためという理由が理解できると思います。

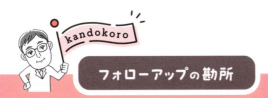

フォローアップの勘所

後負荷や前負荷の軽減が予防・治療の鍵を握る。十分な降圧管理と減塩のサポートが重要！

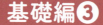

基礎編❸

交感神経系とRAA系

心機能低下や血行動態の変化に対して働く

　心機能の低下や血行動態の変化に対する代償機転であるもう1つの機構は神経体液性因子を介して全身で代償しようとするものです。

　これは、心拍出量の低下に対し交感神経系やレニン・アンジオテンシン・アルドステロン（RAA）系などを亢進させ、心収縮力の増大や心拍数の増加、循環血液量の増大、末梢血管収縮から血圧や臓器血流を維持しようとするものです。

　例えば拡張型心筋症などで、左室収縮力が落ちて心拍出量が低下して、生命の維持に重要な脳や腎臓など全身の主要な臓器・組織が虚血に陥ると大変なことになります。このため、神経体液性因子、つまり交感神経系やRAA系、さらにバソプレシンの分泌が亢進して、(1)血管内の血液容量を増やす、(2)血管を収縮させて血圧を上げる、(3)心収縮力や心拍数を上げる――といった反応が起こり、全身の臓器血流量を維持しようとします。具体的には**図1**の通りです。

図1 ◎交感神経系とRAA系による代償機構（筆者による）

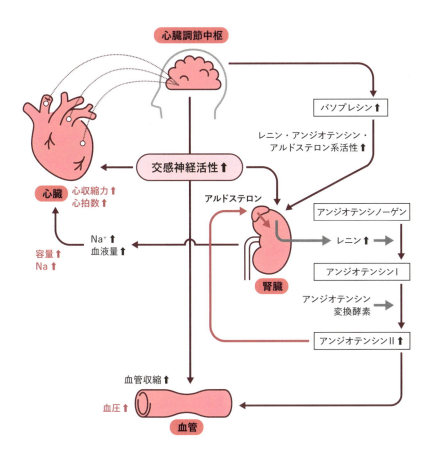

交感神経系が亢進すると心収縮力を増して心拍数を上昇させるとともに、血管に直接作用して収縮させ、腎臓の傍糸球体細胞からレニンの分泌を促します。

　RAA系では、レニンによって、アンジオテンシノーゲンからアンジオテンシンⅠが生成され、アンジオテンシン変換酵素（ACE）により、アンジオテンシンⅡとなります。

　アンジオテンシンⅡは強い血管収縮作用とともに副腎皮質を介してアルドステロンを分泌させます。このため、心不全ではRAA系が亢進することで、アンジオテンシンⅡによる血管収縮とともに、アルドステロンによる腎臓からのナトリウム（Na）再吸収を増やし、Na貯留に伴う水貯留によって血管内の容量を増やします。

　また、抗利尿ホルモンであるバソプレシンは腎集合管からの水の再吸収を促進するとともに血管収縮にも作用します。

　このように心拍出量が低下すると、交感神経系やRAA系が亢進して臓器血流を維持しようとしますが、これらは後負荷と前負荷がともに増大した状況となるため、心臓にとっては攻撃因子となります。そこで心臓はNa利尿作用と血管拡張作用を有する心房性ナトリウム利尿ペプチド（ANP）、脳性ナトリウム利尿ペプチド（BNP）を分泌し、Na利尿や血管拡張を促して心負荷を軽減しようとします。

　心不全の増悪を評価する指標として、血中BNP濃度を用いますが、これは心臓への負担のかかり具合を見ていることになります。

こうしてみると血行動態は、心筋固有の代償機構、交感神経系やRAA系などによる全身での代償機能、その攻撃因子（心臓刺激因子）に対する防御因子（心臓保護因子）の絶妙なバランスの中で、維持されていることが分かります。これらのバランスが取れている間は無症候ですが、一旦崩れると心拍出量は低下し、心臓や肺に血液がうっ滞し、心不全症状を呈することになります。

　つまり心不全は、この絶妙なバランスが崩れた状態であるといってよいでしょう。従って、心不全管理の基本は、一連のバランスを保つような生活習慣の是正と薬物治療となります。

　β遮断薬やACE阻害薬、ミネラルコルチコイド受容体拮抗薬（MRA）が心不全治療薬としてエビデンスがあるのはまさしく、この攻撃因子への傾きを是正し、バランスを元に戻す作用があるからです。

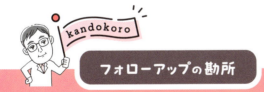

フォローアップの勘所

病態を押さえて、心不全の治療に使われる薬の役割を理解しておこう。

基礎編❹

心不全症候とは

血液のうっ滞と低拍出が症候を引き起こす

　心不全症候（症状と診察等による徴候）は多岐にわたりますが、**図1**のように（1）左心不全によるもの、（2）右心不全によるもの、（3）低心拍出量によるもの——に大別されます。血液循環についておさらいしながら、詳しく見ていきましょう。

　心臓は、右心房、右心室、左心房、左心室に分かれており、それぞれ大静脈、肺動脈、肺静脈、大動脈とつながっています（**図1**）。

　全身から戻ってきた静脈血（静脈還流）は右心房に入り、右心室を経て肺に送り出されます（**19ページ図1**）。そして肺でガス交換を受け、酸素の豊富な動脈血となります。この動脈血は、肺静脈を通って左心房に入り、左心室から大動脈を介して全身へと送り出されます。

　心臓のポンプとしての重要な役割を果たしている左心室の機能が障害されると、全身に十分な血液が送り出せず、心拍出量が低下するとともに血液が左心室、左心房に滞ってしまいます。

図1◎血液循環と心不全症候のタイプ（筆者による）

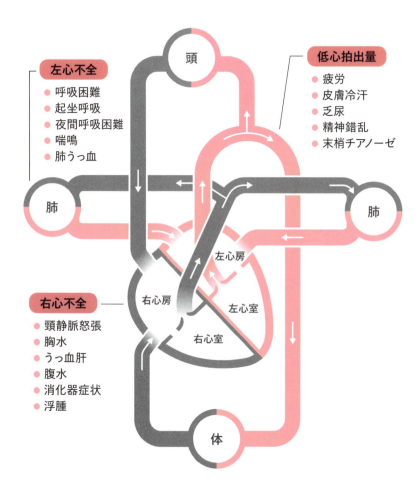

PART 1 心不全

その結果、肺静脈圧が上昇し、肺にも血液のうっ滞が起こり、場合によっては肺胞内に水がしみ出します。これが「左心不全」であり、呼吸困難（息切れ）や起坐呼吸、夜間呼吸困難、喘鳴、肺うっ血などが特徴的な症状です。

起坐呼吸は、息苦しさが仰臥位で増強し、座位をとると軽減するという臨床的徴候ですが、座位になることで、心臓（右心）に入り込む静脈還流量が減り、かつ上肺（肺尖部）への血液量が減ることで肺うっ血が軽減され呼吸が楽になります。

一方、左心不全により肺血管圧の高い状態が長期間続いたり、何らかの原因によって肺動脈の狭窄や閉塞、右心室のポンプ機能が低下したりすると、血液が右心室、右心房に滞ります。

そうなると、全身から戻ってきた静脈血が心臓に入り込めなくなります。この結果、静脈がぱんぱんに張り、一部は血管外に水がしみ出て、全身に体液貯留が起こります。これが「右心不全」であり、浮腫やうっ血肝、頸静脈怒張、胸水・腹水、腹部膨満などが特徴的な症候です。

さらに、左心室からの心拍出量が低下すると、全身の臓器や組織に十分な血液が送り込まれなくなります。その結果、疲労感や全身倦怠感が起こります。末梢が冷たくなったり、皮膚にじとーっと汗をかくような冷汗などを訴える場合もあります。また、腎血流の低下により尿量が低下します。

患者ごとに出やすい症候は異なる

　まとめると、左心系の障害によって息切れや起坐呼吸など呼吸器症状が、右心系の障害によって浮腫などの体液貯留症状が、また心拍出量低下によって臓器血流低下による全身症状が出るといえます。

　とはいえ実際には、「左心不全だから呼吸器症状のみ」「右心不全だから体液貯留に伴う症状のみ」といった具合にクリアに分かれるものではなく、「こちらがメイン」とは言えても、様々な症候が混在するのが通常です。

　そして、表れる心不全症状は患者ごとに異なります。従って、患者に過去にどのような心不全症状があったかを聞くことが非常に重要です。そして、患者自身にも前回と同じような症状が出てきた場合は注意するよう、話しておくことも大切です。

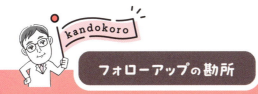

フォローアップの勘所

増悪時に表れる症状は患者ごとに異なる。その患者が過去に経験した症状を聞き、それが表れた時は注意するよう話しておこう。

心不全症状は全身に表れる

　一見、心不全とは無関係そうな症状が、実は心不全による症状の場合もあり得ます。

　例えば心不全患者が訴える夜間頻尿はその1つです。夜、臥位になることで静脈還流が増加し、右心から肺、左心への血流が増えるため、夜間の咳に加えて、尿量の増加も来すと考えられます。

　また、腹部膨満や食欲不振、便秘を訴えることもあります。これは右心不全で、腸管の血液がうっ滞し、腸管浮腫や蠕動運動の低下を来すためと考えられます。

　さらに、心拍出量の低下に伴い、脳への血流が低下することで、抑うつや認知症様の症状が出ることもあります。実際、心不全の改善とともに認知機能が回復したケースを経験することがあります。

　そこで、心不全患者ではその患者が過去に経験した症状に注意を払いつつ、他の全身症状にも変化が見られた場合は、心不全増悪を疑う視点が大切です。心不全は全身病だと認識することが重要です。そして、必要に応じて、早めの受診を促すようにしてください。

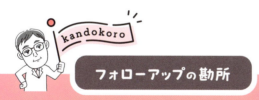

心不全は全身病と心得て、全身症状の変化が心不全増悪によるものではないか、疑うようにしよう。

増悪を早めにキャッチし受診につなげる

　心不全の増悪の兆しを早めにキャッチするには、何と言っても体重の変化を見るのが分かりやすいでしょう。体重は体液量を反映するため、急な体重増加（2kg／日を超えた増加）はレッドカードと認識してください。

　また、体液貯留の症状として浮腫があります。高齢者では心不全以外の要因によることも多く分かりにくい場合がありますが、短期間で浮腫が出現してきた場合は要注意です。

　息切れについても、加齢による変化との見分けがつきにくいことが多いです。そこで、駅まで歩くのがつらくなった、家の階段を上るのがきつくなったなど、これまで問題なくできていた行動が急にできなくなったといったことがないか、症状変化と時間関係に着目してヒアリングするといいでしょう。

さらに、血圧や脈拍数の変化も心不全のサインであることがあります。心不全が増悪すると血圧が低下したり脈拍数が急に増加したりすることがあります。血圧管理は心不全の増悪を防ぐ上でも重要なので、患者ごとの目標値を把握して、家庭血圧の測定を促してください。

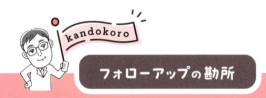

急な体重増加（2kg/日を超えた増加）はレッドカード。血圧、脈拍数、体重を毎日測定するよう促そう。

「変化」に着目して早期に是正

　薬剤師が患者をモニタリングする目的は、心不全の診断ではなく、増悪のサインを拾い上げることです。その場合、検査値やバイタルサイン、症状を見る上で重要なのは、「変化」です。

　今の状態が異常かどうかを考えるより、「前回確認した時と比べてどうか」に着目することが大切です。以前と比べて、変化したか、したのであればどう変化したかを強く意識して患者を見るようにしてください。

　心不全の急性増悪は、突然出現するというより、数日から1週間ほど前

より徐々に浮腫や体重増加などの前兆が見られ、ある時に閾値を超えたように一気に呼吸苦などが表れることが多いといえます。

「呼吸苦」と一口に言っても症状は様々です。最初は労作時の息切れで、徐々に仰臥位や安静時でも呼吸困難が生じて、座位でなければ苦しくて息ができない起坐呼吸の状態になるといった段階があります。

症状のちょっとした変化に目を配り、早期受診を促すことがポイントです。

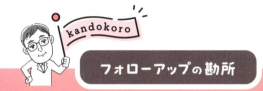

フォローアップの勘所

心不全患者のフォローアップは「変化」に着目しよう。問題なくできていたことが、急にできなくなった時などは特に注意！

フォローアップが再入院を防ぐ一助に

　入退院を繰り返すなどハイリスクの心不全患者については、次の受診までの間に電話などで変化の有無を確認してもらい、必要に応じて医師に情報提供もしくは患者に受診勧奨してもらえれば、心不全の急性増悪による入院を減らす一助になります。

また、心不全の管理では患者や家族によるセルフモニタリングが重要となります。患者には、体重や血圧の測定、息切れや浮腫、疲労、食欲、不眠などの自覚症状を毎日チェックして記録するよう、促しましょう。

　日本心不全学会では、「心不全手帳」を作成・公開しています（**図2**）。手帳には、血圧や脈拍数、体重、息切れなどの症状、服薬の有無などを記録できるようになっています。この心不全手帳に示された項目は、日々のケアに重要な指標ばかりです。毎日チェックすることで患者のセルフモニタリングの質が高まりますし、その記録は医療者にとっても重要な情報となります。

　心不全手帳は、同学会のウェブサイト（https://www.asas.or.jp/jhfs/topics/shinhuzentecho.html）からダウンロードできます。医師から渡されていることも多いですが、持っていない患者がいれば、チェック表のページだけで構いませんので、薬局でプリントアウトして渡してあげてください。

　そして、ぜひ次回来局時に確認して、患者のセルフモニタリングをサポートしてください。そうした関わりが、心不全増悪や再入院を防ぐ一助になります。

図2 ◎ 日本心不全学会による「心不全手帳」

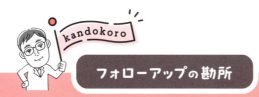

日本心不全学会「心不全手帳」（2022年10月第3版）

kandokoro フォローアップの勘所

ハイリスク患者には、次回受診までに症状を確認し、必要に応じて医師に情報共有を。心不全手帳を患者と一緒に毎回確認し、セルフモニタリングをサポートしよう。

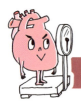

薬物治療総論❶

急性心不全

血行動態を改善し心拍出量を上げる治療が中心

　心不全の治療は、「急性心不全」と「慢性心不全」に分けて考えると理解しやすくなります。

　急性心不全とは、何らかの原因で血行動態が急速に破綻して症状が強く出現している状態です。

　一方、慢性心不全は、慢性の心ポンプ機能失調により、軽度から中等度の心不全症状が継続しているため日常生活の支障を来している状態と定義され、急性心不全から治療により症状が軽快して安定した状態も含まれます。

　心不全症候を1度でも起こすと慢性心不全と診断され（つまり治療が継続される）、急性増悪（すなわち急性心不全）を繰り返すたびに予後も悪化していきます。

このように急性心不全と慢性心不全は連続した病態であり、分類することにあまり臨床上の重要性はありませんが、治療の目的と対応が少し異なります。まずは急性心不全の治療を押さえておきましょう。

治療の基本は利尿と血管拡張

　急性心不全は、急性心筋梗塞などがきっかけとなって急性に心不全症状や徴候が出現したり、慢性心不全の急性増悪として表れるケースもあります。呼吸困難や浮腫、中には意識障害などの症状を呈し、緊急入院を要することも少なくありません。

　そうした急性心不全に対する治療の目的は命を救うことであり、血行動態の改善、つまり心拍出量を上げることが鍵となります。

　では、どうやって心拍出量を上げればいいのでしょうか。Frank-Starling機構を思い出してください（18ページ参照）。

　前負荷（静脈還流量）や後負荷（動脈圧）が増大した場合、心臓は心室容積を増大させて、心拍出量を維持しようとする心筋固有の代償機構を持っています。

　そのことを踏まえると、心臓が楽に血液を拍出できるようにするために前負荷と後負荷の軽減が必要であり、利尿薬と血管拡張薬による治療が基本となることが分かるでしょう（図1）。

図1◎ポンプ機能から見た急性心不全の薬物療法（筆者による）

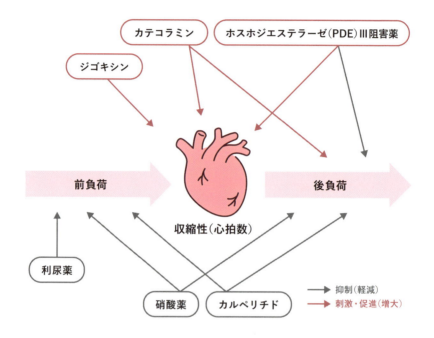

　利尿については、主にループ利尿薬が使われます。ナトリウム（Na）利尿によって血管内容量を軽減して前負荷を減じます。それでも利尿に難渋する場合はバソプレシンV₂受容体拮抗薬のトルバプタン（商品名サムスカ他）が使用されることもあります。

　急性心不全で使用される血管拡張薬は、主に硝酸薬とカルペリチド（遺伝子組換え）（商品名ハンプ）です。硝酸薬はニトログリセリン（ミオコール、ミリスロール他）や硝酸イソソルビド（ニトロール他）の舌下や静脈注射が使用されます。

これらは一酸化窒素（NO）を放出して血管平滑筋を弛緩させ、特に静脈を拡張させて末梢に血液をプールさせることで心臓への前負荷を軽減させます。さらに動脈の拡張作用も有し、冠動脈の拡張とともに後負荷軽減にも働きます。カルペリチドは、Na利尿作用を有し、前負荷を軽減するとともに動脈を拡張して後負荷を軽減します。

　これらの薬を使用しても血行動態の改善が乏しい場合には、直接心収縮力を上げる強心薬を用います。具体的には、強心薬としてはカテコラミン、ホスホジエステラーゼ（PDE）Ⅲ阻害薬、ジゴキシン（ジゴシン他）などのジギタリス製剤があります。

　強心薬は心筋の細胞内カルシウム（Ca^{2+}）濃度を上昇させ、心筋収縮力を高めることで心拍出量を増加させます。PDEⅢ阻害薬は、血管拡張作用も有することから、後負荷軽減にも期待されますが、低血圧の患者には使いづらい面があります。その場合はドブタミン塩酸塩（ドブトレックス他）といったカテコラミンが選択されます。

　これらの強心薬は、血行動態が破綻した心不全に対しては救いの一手となるものの、長期投与によって死亡、特に心臓突然死、不整脈死を増加させることが分かっています。そのため血行動態が改善したら、できるだけ早期に漸減、中止するのが基本です。

　ジゴキシンだけは、生命予後を悪化させず心不全増悪を抑制するとされることから慢性期にも処方が継続されることがあります。現在では、心房細動合併心不全例で心拍数コントロール目的に使用されることが多いといえるでしょう（112ページ参照）。

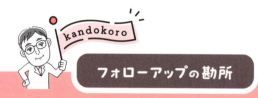

急性期の治療は、血行動態の改善を目的に利尿薬や血管拡張薬、場合によっては強心薬が使われる。

BNP上昇時は生活習慣を再確認

　心不全の急性増悪時には、BNP（脳性ナトリウム利尿ペプチド）やNT-proBNP（脳性ナトリウム利尿ペプチド前駆体N端フラグメント）の値が上昇します。

　近年、薬局でも検査値を見る機会が増えていると思いますので、心不全の重症度や予後予測のマーカーとして用いられるこれらの検査値について、見方を解説しておきましょう。

　前述の通り、心拍出量が低下すると、交感神経系やレニン・アンジオテンシン・アルドステロン（RAA）系が亢進して臓器血流を維持しようとします。しかし、その結果、後負荷と前負荷が増大した状況となってしまいます。

そこで心臓は、Na利尿作用と血管拡張作用を有するホルモンである心房性ナトリウム利尿ペプチド（ANP）やBNPを自ら分泌し、心負荷を軽減しようとします。

　BNPについては、心臓に負荷がかかるとその前駆体であるpro-BNPが合成され、血中に流出する際に生理活性を有するBNPと生理活性を有しないNT-proBNPに分離します。これらが血中に多く存在するということは、心臓に負荷がかかっている状態と捉えられ、心不全の重症度や予後予測のマーカーとして用いられます。BNPとNT-proBNPは、どちらも同じ指標として用いられ、施設によって、どちらかを選択して測定されています。

　日本心不全学会の「血中BNPやNT-proBNPを用いた心不全診療に関するステートメント2023年改訂版」では、BNP100pg／mLに対応するNT-proBNP値は300pg／mLとしており、これらの値を超えると心不全の可能性が高いとしています（図2）。

　また、心不全の可能性があるカットオフ値は、BNPは35pg／mL、NT-proBNPは125pg／mLとして、それ以上では心不全診断のために精査あるいは循環器専門医に紹介するよう勧めています。逆に、これ未満であれば心不全の可能性は低いとしています。

図2 ◎ BNP/NT-proBNPを用いた心不全診断や循環器専門医への紹介基準のカットオフ値

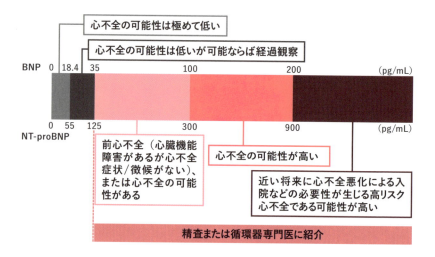

日本心不全学会「血中BNPやNT-proBNPを用いた心不全診療に関するステートメント2023年改訂版」より引用

　ただし、BNP／NT-proBNPは半減期が短く日内変動があり、例えば夏場の暑い日や、塩分を摂り過ぎたなどで後負荷が上がった時などには、健常人であってもカットオフ値を超えることがあります。

　他にも、心房細動や腎機能低下があると上昇することが分かっています。特にNT-proBNPは、ほとんどが腎臓から排泄されるため軽度の腎機能低下でも影響を受けます。

また、高齢者では血中濃度が上昇しますし、急性炎症でも高値になることがあります。さらに、最近、心不全患者によく使用されているアンジオテンシン受容体ネプリライシン阻害薬（ARNI）は、ネプリライシンの作用を阻害することでBNPを含むナトリウム利尿ペプチドの分解を抑制するため、同薬導入時にはBNPが上昇するとされています。一方で肥満者ではBNP/NT-proBNPは低値を示すことも分かっています。

　このようにBNP/NT-proBNPは個人差が大きく、その時の状態によっても変化するため、1回の検査値だけで評価、解釈するのは難しいといえます。細かい数値に振り回されるのではなく、生理的な変動を超えて上昇していないか、ざっくりとした動きを把握することが大切です。

　例えば、普段よりもBNP/NT-proBNPが上昇している時には、症状がなくても、塩分の多い食事になっていないか、疲労がたまっていないかなど生活面での変化がないか、服薬アドヒアランスは低下していないかなどを確認し、見直してもらうよう促すのがよいでしょう。

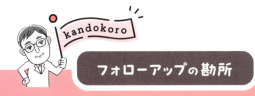

フォローアップの勘所

BNP/NT-proBNPが上昇している時には、生活習慣や服薬アドヒアランスについて、改めて確認するようにしよう。

薬物治療総論❷

慢性心不全

HFrEFとHFpEFによって治療が異なる

　次に、慢性心不全の治療について解説しましょう。急性期を脱し、心不全症状が落ち着いたら、慢性心不全としての治療へと移行します。ここでの目的は、心不全の再増悪を予防し、生命予後と生活の質（QOL）を改善することです。

　心不全の急性期は、救命のために血行動態を改善させる治療が中心となりますが、慢性期では年単位での生命予後改善と、心不全症状・生活の質（QOL）を改善する治療が軸となります。予後改善については、心不全死とともに突然死の予防、そして心不全再入院の回避が鍵となります。

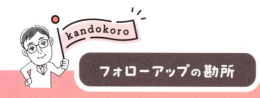

フォローアップの勘所

慢性期の心不全では予後改善の治療が中心に。具体的には、心不全死や突然死の予防、心不全再入院の回避が鍵！

左室駆出率で病態を分類

　これまでに解説した通り、心不全は何らかの心臓機能障害によって心ポンプ機能の代償機転が破綻した結果、呼吸困難・倦怠感や浮腫などの症状を呈するようになった状態であり、疾患名でなく症候名です。

　心不全と一口に言っても原因となる疾患は様々で病態は多様ですが、治療については左室駆出率（left ventricular ejection fraction；LVEF）を基準として、国内外のガイドラインによって方針が示されています。

　LVEFとは、心臓の左心室の収縮能を示す指標です。左室拡張末期容積（心臓が拡張しきった時の左室容積）から左室収縮期末期容積（心臓が収縮しきった時の左室容積）を引いた値を、左室拡張末期容積で除した数値であり、1回の収縮で左室拡張末期容積の何％が駆出されるかを表しています。

　左心室の収縮不全のために、LVEFが低下した心不全はHFrEF（heart failure with reduced ejection fraction、ヘフレフ）と呼ばれます（図1）。主な原因は、冠動脈疾患による虚血性心筋症や拡張型心筋症など、心筋が直接傷害されるような疾患が中心となります。

　古くは、心不全はこの収縮不全によって起こるものと考えられていました。しかし1980年代半ばから、収縮力は保たれた患者であっても、心不全が起こり得ることが分かってきました。この心不全は、HFpEF（heart failure with preserved ejection fraction、ヘフペフ）と呼ばれ、左心室の拡張不全によると考えられています。高齢者に多く、冠動脈疾患に加

えて弁膜症、高血圧、心房細動などが原因疾患として挙げられます。

　これらは、単にLVEFの違いだけでなく、HFrEFの心臓は左室壁が薄く左室内腔が大きく拡大しているのに対し、HFpEFでは左室内腔は小さく左室壁は厚く、硬い心臓といった、形態上の違いが背景にあります（図1）。

図1◎左室駆出率（LVEF）による心不全の分類（筆者による）

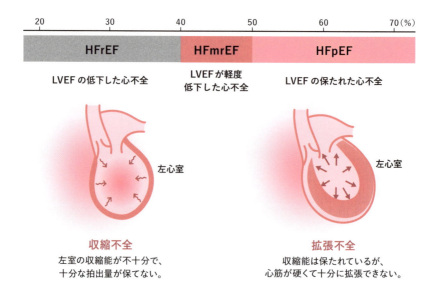

HFrEF: heart failure with reduced ejection fraction
HFmrEF: heart failure with mildly reduced ejection fraction
HFpEF: heart failure with preserved ejection fraction

左室駆出率によって治療は異なる

　薬物治療については、うっ血に対する利尿薬投与はどのタイプの心不全にも共通ですが、予後改善への治療はLVEFによって異なります。

　日本循環器学会と日本心不全学会の「2021年JCS/JHFSガイドライン フォーカスアップデート版 急性・慢性心不全診療」では、LVEF40％未満はHFrEF、50％以上はHFpEF、その中間（40％以上50％未満）をHFmrEF（heart failure with mildly reduced ejection fraction）としています。

　そして、HFrEFについてはアンジオテンシン変換酵素（ACE）阻害薬またはアンジオテンシンⅡ受容体拮抗薬（ARB）（あるいはアンジオテンシン受容体ネプリライシン阻害薬［ARNI］）、β遮断薬、ミネラルコルチコイド受容体拮抗薬（MRA）が推奨されてきました。

　今では、それらに心不全治療薬としてのエビデンスが確立したナトリウム・グルコース共輸送体（SGLT）2阻害薬を加えた4剤が、診療ガイドラインに基づく薬物治療（guideline-directed medical therapy, GDMT）とされており、世界的にも心不全の標準治療となっています（図2）。

一方、HFpEFでは、これらの薬による予後改善のエビデンスが乏しく、長年、推奨される治療は、うっ血に対する利尿薬と、併存症の治療のみでした。

　近年、SGLT2阻害薬で初めて、HFrEFからHFpEFまで広く心不全患者の予後改善効果が示され、一部の薬剤が慢性心不全への保険適用となっています。

　なお、心機能が改善したからといって治療薬が中止となるわけではありません。例えばHFrEFからHFmrEF、HFpEFとなったとしてもβ遮断薬やACE阻害薬などHFrEFの基本治療薬は継続されます。特にHFmrEFの患者には、HFrEFやHFpEFからの移行状態も含まれ、HFrEFに準じた治療が行われていることも多いです。

図2 ◎ 慢性心不全における薬物治療の基本

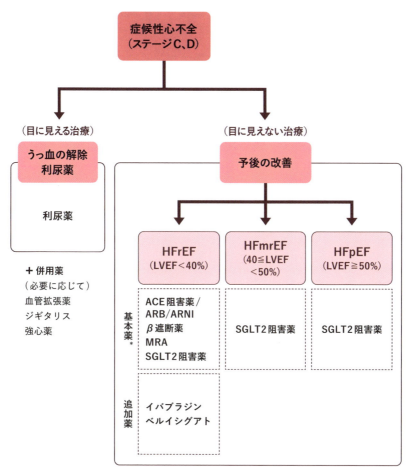

*ベースライン EF にて選択した予後改善薬を継続するのが基本である。

日本心不全学会/日本薬剤師会「薬剤師による心不全服薬管理指導の手引き 第1版」より引用

薬物治療総論❸

調剤後のフォローアップ

退院後早期は特に注意、体重管理に目配りを

　慢性心不全において、どのタイプであれ共通して重要なのが、急性増悪を防ぐための管理です。

　2024年度調剤報酬改定では、慢性心不全患者に対する薬剤師による調剤後のフォローアップを評価した「調剤後薬剤管理指導料2」が新設されました（**表1**）。

　心疾患による入院歴があり、複数種類の循環器官用薬を服用する慢性心不全患者が対象とされており、急性心不全での入院歴の他、心筋梗塞で入院後に心不全と診断された患者なども含まれるでしょう。

表1 ◎ 慢性心不全患者の調剤後フォローアップに対する調剤報酬上の評価
（厚生労働省資料を基に作成）

調剤後薬剤管理指導料2　　60点（月1回）

◎ 対象薬局：地域支援体制加算を届け出ている保険薬局
◎ 対象患者：心疾患による入院歴のある作用機序が異なる複数の治療薬※の処方を受けている慢性心不全患者
　※関連ガイドラインに記載の治療薬：ARB/ACE阻害薬、β_1受容体遮断薬、MRA、SGLT2阻害薬、ARNIなど
◎ 算定要件
　(1) 医師の指示等および患者等の求めに応じて、
　(2) 調剤後に電話等により、その使用状況、副作用の有無等について患者に確認するなど必要な薬学的管理指導
　(3) その結果等を保険医療機関に文書により情報提供
　──を行った場合に算定する。

急性増悪の3大要因とは？

　次回受診日までのフォローでは、心不全の急性増悪を防ぐための管理・指導にもぜひ力を入れてください。

　まず、退院後早期は特に注意が必要です。心不全増悪による再入院は退院後早期に多いというデータがあります。

　以前、筆者の患者で、急性心不全で入院加療後、退院したものの、病院からの帰宅途中にキムチ鍋を食べて急激に呼吸苦が出現して、救急搬送され再入院となったケースがありました。

過剰な塩分摂取により循環血流量が急速に増加し、前負荷が増大したことが原因と考えられました。

　このように、心不全増悪の原因は原疾患や併存疾患の進行や増悪の他に、生活の中に潜む落とし穴（増悪因子）が多々あります。

　心不全の急性増悪の3大要因は、「塩分摂取過多」「上気道炎や肺炎などの感染症」「過労・動き過ぎ」といわれています。他にも寝不足や過度なストレス、怠薬・服薬の自己中断（ノンアドヒアランス）なども挙げられます。不整脈、貧血なども要因となります。

　塩分制限の指導に加えて、例えばインフルエンザなどの流行期にはマスクを着用する、人混みを避ける、ワクチンを接種するなどの指導が求められます。

　また、無理な生活をしていないかは、常に確認してください。特に高齢者では疲労が契機となって、旅行先で増悪することが少なからずあります。旅行では日常生活よりも活動量が多くなる上に、つい予定を詰め込みがちです。心不全患者が旅行に出掛けると聞いたら、余裕ある旅程を組むようアドバイスするのも増悪予防の一助になるでしょう。

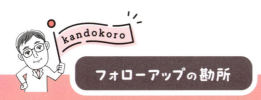

フォローアップの勘所

心不全再入院の主な要因は塩分摂取過多、感染症、過労・動き過ぎ。ワクチン接種を促したり、旅行時は旅程に気を付けるようアドバイスしよう。

安静時の息苦しさはレッドカード

　さらに非ステロイド抗炎症薬（NSAIDs）併用による急性腎障害も体液貯留の原因になるため、他科で処方される薬やOTC薬にも十分注意してください。心不全患者に、他科からNSAIDsが処方されている場合、薬剤師から疑義照会してもらうだけでも大きな救いとなります。

　もちろん服薬状況や副作用の有無の確認も大切です。例えば、うっ血を起こさないようにするためには利尿薬の継続服用が重要であり、利尿薬の自己中断を避けるよう、服薬アドヒアランスの確認に加えて、服薬の重要性を十分に説明する必要があります。

　心不全では多様な症状が出現するため、何らかの症状変化があった場合は心不全の悪化を念頭に患者の状態を確認する視点が大切です。中でも、安静時の息苦しさ、起坐呼吸など呼吸に変化がある場合、立ちくらみや眼前暗黒感など脳虚血症状が見られる場合は緊急性が高いと

考え、速やかに処方医に連絡するよう、患者にも日頃から指導することが大切です（**表2**）。

　他に、食事が摂れない、数日で2kg以上の体重増加がある、労作時の息切れが著しいといった場合は、早めの受診が必要な状態と心得ておきましょう。

表2 ◎ 慢性心不全患者のフォローアップで確認したい症状 (筆者による)

- ● **緊急性が高い症状**
    - □ 安静時の息苦しさ、起坐呼吸
    - □ 立ちくらみや眼前暗黒感
- ● **早めの受診を促したい症状**
    - □ 食事量が減っている、摂れない
    - □ 数日で2kg以上の体重増加
    - □ 労作時の息切れが悪くなっている
    - □ 浮腫の増大

NYHA心機能分類を知っておこう

　フォローアップを行う上では、症状に関するNYHA心機能分類を知っておくといいでしょう（**表3**）。

　これは、1920年代にニューヨーク心臓協会（New York Heart Association）が作成した心不全の重症度を分類する指標です。心不全患者の運動耐容能を大きく4段階に分けたもので、患者の心不全状態を把握するには簡便で分かりやすいものです。1世紀にわたり世界的に使われており、医療者同士で情報共有する際には、必ずと言えるほど使われています。

表3 ◎ NYHA心機能分類

（日本循環器学会/日本心不全学会「急性・慢性心不全診療ガイドライン（2017年改訂版）」を基に編集部作成）

I度	**心疾患はあるが身体活動に制限はない。** 日常的な身体活動では著しい疲労、動悸、呼吸困難あるいは狭心痛を生じない。
II度	**軽度ないし中等度の身体活動の制限がある。** 安静時には無症状。日常的な身体活動で症状※が生じる。
III度	**高度な身体活動の制限がある。** 安静時には無症状。日常的な身体活動以下の労作で症状※が生じる。
IV度	**心疾患のためいかなる身体活動も制限される。** 心疾患のためいかなる身体活動も制限される。心不全症状や狭心痛が安静時にも存在する。わずかな労作でこれらの症状は増悪する。

※疲労、動悸、呼吸困難あるいは狭心痛

Ⅰ度は日常生活困らない、Ⅱ度は階段や坂道などで心臓に負荷がかかると苦しくなる、Ⅲ度は安静時には症状がないが平地歩行でも苦しい、Ⅳ度は安静にしていても息苦しさなどの症状がある——といった状態です。

　また、このNYHA心機能分類は症状の程度を分類するのみならず、予後の推定にも有用な指標となっていることも知っておくとよいでしょう。つまり、Ⅰ度よりⅡ度と、数字が高くなるほど予後が悪くなっていきます。

　歩いて外来受診している患者であれば、Ⅰ～Ⅱ度がほとんどだと思いますが、例えば患者が薬局に入ってきた時の歩く様子を見るなどして、NYHA心機能分類を薬歴などに記録しておくのもよいでしょう。普段、すたすたと歩いている人が、少し歩みが遅かったり、休み休み歩いているといった場合では、心不全の悪化傾向が疑われますので注意が必要です。

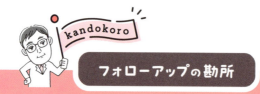

フォローアップの勘所

症状の変化に敏感になることが大切。日頃から歩き方を観察し、普段より速度が遅いと感じられる場合は、心不全の悪化傾向を疑う目を持とう。

フォローアップのタイミングは？

　フォローアップのタイミングについては、例えば退院直後の患者や、外来で利尿薬が増量された患者であれば1週間後、その他の処方変更や処方追加なら2週間後、症状が安定しており2～3カ月の長期処方を出されている患者なら、次回受診日までの中間日――といった具合に考えるといいでしょう。

　受診から2週間後くらいであれば、処方変更した場合も大半の薬剤が定常状態となっており、治療による症状変化や副作用を含む薬剤の影響を判断できます。

　とはいえ、慢性心不全の病態・経過は患者により異なり一概には言えない面もあります。前述のタイミングを目安に、実際には個々の患者に合わせたフォローアップを考えるようにしましょう。

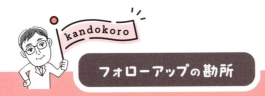

フォローアップの勘所

退院直後や利尿薬の追加・増量などがあった場合は1週間後、その他の処方変更では2週間後を目安にフォローアップしよう。

薬物治療各論 ❶

利尿薬

うっ血を解除し心負担を軽減する

　心臓のポンプ機能が低下すると、全身に必要な十分量の血液を送れず、心臓・肺に血液の滞留（うっ血）が生じ、浮腫、息切れや呼吸苦、肺水腫や胸水など様々な心不全症状が起こります。

　治療にはうっ血改善により心臓への負荷を軽減することが重要であり、その鍵を握るのが利尿薬です。

ループ利尿薬は心不全管理の鍵を握る

　心不全患者のうっ血改善には主にループ利尿薬が用いられます。同薬は、腎臓の尿細管のヘンレループの太い上行脚にあるNa^+-K^+-$2Cl^-$共輸送体を阻害し、Na^+やK^+の再吸収を抑えることで、尿量を増やし体内の過剰な水分を排泄します（**図1**）。

　ループ利尿薬には、フロセミド（商品名ラシックス他）、アゾセミド（ダイアート他）、トラセミド（ルプラック他）の3種類があります。

図1 ◎ ループ利尿薬の作用機序 (筆者による)

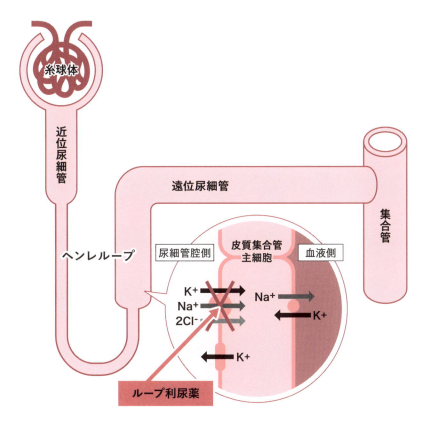

　フロセミドは即効性に優れ、投与後早い段階で強力な利尿効果を発揮します。アゾセミドは利尿効果が比較的緩徐であり、レニン・アンジオテンシン・アルドステロン（RAA）系や交感神経系への影響が少ないとされています。トラセミドは抗アルドステロン作用を併せ持つことから、他の2剤に比べて低カリウムが生じにくいといった特徴があります。

このような違いが言われているものの、反応性が良く効果判定がしやすいのはフロセミドであり、使われる機会が最も多いのは同薬といえるでしょう。

利尿薬が減量・中止できる場合は？

　例えば、高血圧歴の長い患者で、心房細動による頻脈が引き金となって急性心不全を来したようなケースでは、入院後、フロセミドの静注あるいは80mg／日を経口投与して、まずうっ血を改善させます（**図2**）。

　並行して、β遮断薬による心拍数管理（レートコントロール）を行い、心不全症状が軽減したところで除細動を行い、洞調律維持（リズムコントロール）を目指します。

　洞調律に戻ると血行動態もさらに改善するため、症状を見ながらフロセミドを40mg／日、20mg／日へと減らしていくといった治療の流れになるのが典型的です。

　こうした患者の場合、退院後には血圧管理と、心不全のきっかけとなった心房細動による頻脈を防ぐことでうっ血は生じなくなり、利尿薬が必要なくなることは少なくありません。

　他にも、肺炎や貧血などがきっかけで心不全を引き起こしたケースなどでも、うっ血が改善して心不全のきっかけとなった原因が解決し、心臓のポンプ機能が回復すれば、利尿薬を漫然と投与し続ける必要はないでしょう。

図2 ◎ 急性心不全で入院した患者の臨床経過の一例 (筆者による)

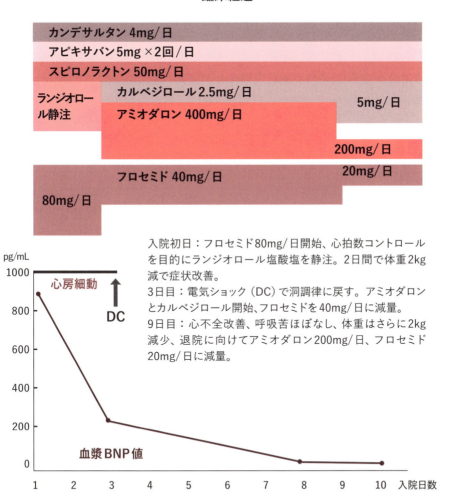

その一方で、心臓自体の障害で慢性的にポンプ機能が低下していて、ちょっとした容量負荷（前負荷）の増大で心不全が増悪するようなケースでは、利尿薬を中止することができません。

　症例1はその典型例です。普段はフロセミド20mg／日で心不全増悪なく維持していますが、暑い日が続くと脱水に傾き血清クレアチニン（SCr）が急に上昇してきます。このため夏場は、飲水を促すなどしますが、秋になると今度は逆に体重増加、下肢浮腫が見られ、歩行時の呼吸苦も見られるようになります。

症例1◎外来で利尿薬の増量・減量の繰り返しを要した患者

> 85歳、男性
> 持続性心房細動、高血圧、慢性心不全（HFpEF）、慢性腎臓病（CKD）、過去に狭心症により冠動脈ステント留置術。
> 尿素窒素（BUN）21mg／dL、血清クレアチニン（SCr）1.39mg／dL、体重56kg
>
> 処方箋
> 【般】ビソプロロールフマル酸塩錠2.5mg　1回1錠（1日1錠）
> 　　　リクシアナ錠30mg　1回1錠（1日1錠）
> 【般】アムロジピン錠5mg　1回1錠（1日1錠）
> 【般】オルメサルタン錠20mg　1回1錠（1日1錠）
> 【般】フロセミド錠20mg　1回1錠（1日1錠）
> 　　　1日1回　朝食後　28日分

ある年の11月頃の外来では体重が＋2kg、胸部X線で胸水を認めたため、フロセミドを40mg／日に増量しました。すると翌月の受診時には体重が元に戻り、自覚症状も改善しました。

　冬の食事は塩分が多くなることもあり、そのままフロセミド40mg／日を継続しましたが、4月の受診時に尿素窒素（BUN）30mg／dL、SCr1.5mg／dLに上昇し、やや血管内脱水の傾向だったため、フロセミドを20mg／日に減量しました。

　実はこの患者は、夏にはフロセミド20mg／日で乗り切りますが、冬になると体重増加を伴う心不全増悪を来し、フロセミドを増量するといったことを、毎年繰り返しています。

　このような経過を見ると、一見、浮腫がなくても利尿薬がやめられないケースがあることが分かっていただけるでしょう。また、心不全患者における体重測定の重要性と利尿薬の用量調節の意味も理解できると思います。

　普段は少量の利尿薬で管理できている慢性心不全患者であっても、塩分過多や過労、感染などがきっかけで体液貯留の傾向が見られることがあり、その場合は悪くなりきる前に利尿薬を増量して心不全増悪による入院を回避するのがポイントです。

　心不全の増悪傾向を早めにキャッチする上では、息切れや浮腫、体重増加に目を光らせる必要があります。

特に体重が急に2kg以上増加した時は黄色信号です。薬局でも、利尿薬服用患者には体重測定・記録を促し、来局時やフォローアップ時にぜひ確認してください。

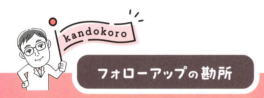

フォローアップの勘所

心不全患者には、体重を毎日測定して急に2kg以上の増減があれば黄色信号と、伝えておこう。

1週間以内に体重などを確認

　新たに薬剤が追加になった時や増量時のフォローアップは、多くの薬がおおよそ2週間で定常状態になるため2週間目くらいが適切と59ページで説明しましたが、ループ利尿薬については反応が早いため、投与開始・変更後1週間以内にフォローアップするのがいいでしょう。

　利尿薬の初回投与時あるいは増量時は、効果判定として体重の変化が目安となるため、帰宅後、服用する前に体重を測定し、服用後に測定した体重と比較できるようにしてもらうのがコツです。

フォローアップ時に、体重を確認し、減少していない、むしろ増加しているようであれば、効果不十分と考えられます。増量が必要な場合もありますので、ぜひ処方医に情報提供してください。

　加えて、血圧や心拍数、浮腫や息切れなどの心不全症状の変化を確認することも大切です。中には、利尿薬への反応がよく、尿が出過ぎて血圧が低下し、ふらつきやむかつき、表現しにくいような「気持ち（気分）の悪さ」が表れることがあります。「耳がツーンとする」などと訴える患者もいます。しばらくすると落ち着くことも多いのですが、利尿薬の減量が必要となる場合もありますので、こちらも医師に情報提供してもらえるといいでしょう。

　浮腫の評価については、ふくらはぎの径をメジャーで測って利尿薬の服用前後で比較するのが確実ですが、見た目の変化の確認でも構いません。「パンパンだったのが皮膚にしわが寄るようになった」「足が楽になった」など、本人の印象を聞き取ってください。

　利尿薬の服用によって排尿回数は増えますが、それは効果の裏返しといえます。「外出時、頻回にトイレに行くのが嫌で、実は服用していなかった」といったことがないよう、服薬アドヒアランスや生活上での困り事になっていないかについても聴取して情報共有してください。

　薬局からの情報が診療の助けになります。

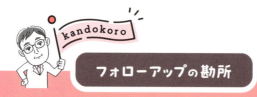

> **フォローアップの勘所**
>
> 利尿薬の初回・増量時は、1週間以内に効果や副作用の有無を確認しよう。

飲水制限はしない、むしろ摂取不足に注意

　飲水指導も重要です。ループ利尿薬やサイアザイド系利尿薬はNa^+を体外に排出し、血管内容量を減らすことを目的としますが、体の水分が不足すると臓器血流量の低下を来すこともあります。

　特に高齢者では、喉の渇きに応じて飲水するだけでは水分摂取不足となることがあります。そこで、10時、15時など時間を決めて水を飲む、トイレに行った後には必ず水分を摂るなど、生活の中で習慣化してもらえるような指導がいいでしょう。

　なお、心不全患者では、塩分制限ができていれば、限られた重症心不全患者でない限り、水分制限は必要ありません。

一方、利尿薬の追加・増量時は心不全が増悪傾向にあると心得て、より一層、体調の変化を気に留めてもらえるといいでしょう。食事や減塩の状況、動き過ぎがないかなど、生活習慣の聞き取りも大切です。表1の項目を参考にヒアリングしてみましょう。

表1 ◎ 利尿薬の初回・増量時のフォローアップで確認したい項目 (筆者による)

- 食事量が減っていないか、摂れているか
- 水分摂取はできているか
- 体重が減少しているか、逆に増加がないか
- 労作時の息切れなどの症状はどうか
- 浮腫は改善されているか
- 血圧低下や表現しにくい気分の悪さなどはないか

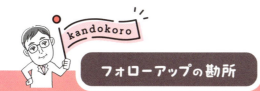

フォローアップの勘所

利尿薬が増量された時は心不全の増悪時と心得て、より塩分制限や生活習慣に気を付けてもらうよう説明しよう。

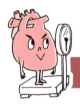

薬物治療各論❷

ACE阻害薬/ARB

血圧や腎機能の低下に十分な注意を

　心不全患者では、血圧や体液量、電解質の調整に関わるレニン・アンジオテンシン・アルドステロン（RAA）系の亢進がみられます。このため治療には、RAA系の抑制に働くアンジオテンシン変換酵素（ACE）阻害薬、アンジオテンシンII受容体拮抗薬（ARB）、アンジオテンシン受容体ネプリライシン阻害薬（ARNI）、ミネラルコルチコイド受容体拮抗薬（MRA）が使われます。ここではレニン・アンジオテンシン系（RAS）阻害薬のACE阻害薬、ARBについて解説します。

RAA系とブラジキニンの抑制が鍵

　まず、機序をおさらいしておきましょう（図1）。主に肝臓で生成されるアンジオテンシノーゲンは、レニンによってアンジオテンシンIに、さらにアンジオテンシン変換酵素（ACE）によってアンジオテンシンIIに変換されます。アンジオテンシンIIは、主にAT$_1$受容体を介して、体血管や腎の糸球体輸出細動脈の収縮、心筋や血管壁のリモデリングや炎症の誘発などを促します。

図1 ◉ レニン・アンジオテンシン・アルドステロン系と阻害薬の作用機序 (筆者による)

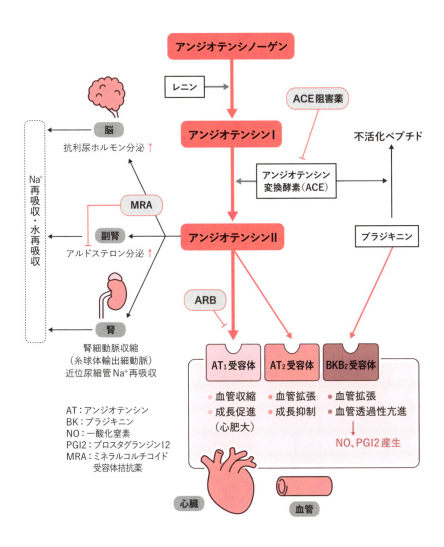

また、腎においてNa$^+$と水の尿中排泄を抑制し、K$^+$排泄を促進し、血液量を増大させ昇圧に傾きます。

　ACE阻害薬は、ACEを阻害しアンジオテンシンIIの生成を抑制して血管を拡張します。また、腎での作用も抑制する他、ブラジキニンの分解を抑制し、血管拡張物質であるプロスタグランジンI2（PGI2）や一酸化窒素（NO）の産生を促進します。

　一方、ARBは、心筋や血管平滑筋に発現するAT$_1$受容体を選択的に阻害することで降圧作用、心肥大や心血管リモデリングの抑制作用を示します。

RAS阻害薬はHFrEFのキードラッグ

　ACE阻害薬は、左室収縮能が低下した心不全（HFrEF）に対して心血管イベント抑制効果や生命予後の改善効果が認められています。

　ARBもHFrEF患者の心血管イベント抑制効果が示されていますがACE阻害薬を超えるものではありません。ブラジキニンによるリモデリング抑制を促進する作用も併せ持つACE阻害薬が、より心保護的に働くと考えられます。

　RAS阻害薬服用中の患者のフォローで最も大切なのは、過降圧による臓器虚血の症状の有無の確認です。心不全患者はもともと血圧が低いことも多く、服薬により過度に血圧が低下することがあります。

一般には、収縮期血圧90mmHgを下回る場合は注意が必要ですが、重要なのは数値ではなく、立ちくらみ、ふらつき、目の前が白くなるなどの症状の有無です。これらは臓器虚血のサインであり、見逃さないようにしてください。

　糸球体濾過量（GFR）の低下がないかにも注意を払ってください。これらの薬は輸出細動脈を拡張させ糸球体内圧低下を来します。

　通常、糸球体内圧の低下は腎保護的に働きますが、下がり過ぎると腎虚血に陥り、GFRが大きく低下します。特に、もともと腎機能が低下している患者や、利尿薬や非ステロイド抗炎症薬（NSAIDs）の併用によって、さらにリスクが高まります。

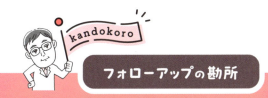

フォローアップの勘所

過降圧による臓器虚血に注意。血圧値よりも立ちくらみやふらつきなどの症状の有無で考えよう。

高カリウム血症に要注意!

　RAS阻害薬は、アンジオテンシンⅡの作用を阻害しアルドステロンの分泌も抑制するため、高カリウム（K）血症を来しやすく、高度徐脈や心室細動、心静止など致死的な不整脈を起こし得ることにも注意が必要です。

　心不全治療に伴う高K血症は血清K濃度5.5mEq/L以上になると要注意です。6.5mEq/Lを超えると高度徐脈のリスクが高くなります。高K血症は、RAS阻害薬を長期服用して安定しているような患者でも、ある日突然起こり得ます。

　心不全患者は半数以上が慢性腎臓病（CKD）を合併しており、もともと高K血症リスクが高い人が多い上に、RAS阻害薬をはじめ血清K濃度を上昇させる薬が使われます。MRAを併用する場合にはさらにリスクが高まります。

　これまで安定していた患者でも、脱水気味で腎機能が少し悪化していた、果物を多く食べたなどの要因が重なることで、突然K値が上昇することはまれではありません。投与開始初期のみならず服薬期間中を通じて注意が必要であり、油断は禁物です。

　過去に、心房細動と心不全でフロセミド（ラシックス他）やカンデサルタンシレキセチル（ブロプレス他）などを長年服用している71歳女性が、食欲不振と倦怠感で救急受診してきたことがありました。

受診時、心拍数32回/分の高度徐脈を呈しており、血液検査の結果でK値は9.7mEq/L（！）と高値でした。血清クレアチニン（SCr）は2.77mg/dL で、集中治療室でK値を補正し、一命を取り留めました。よく心臓が止まらなかったと胸をなでおろしたことを覚えています。

これは一例ですが、このようなことが起こり得るということを肝に銘じておいてください。50回/分を下回るような高度な徐脈はもちろん、めまいや倦怠感、食欲不振などの症状を軽視しないよう、患者にも注意喚起しておく必要があります。

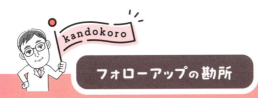

フォローアップの勘所

RAS阻害薬服用中は高K血症に要注意。めまい、倦怠感、悪心・嘔吐は軽視せずに相談するよう、患者に伝えておこう。

咳や味覚障害がないかの確認も

その他、気を付けるべき副作用として頻度が高いのは、ACE阻害薬による咳です。ブラジキニンの作用により生じ、20〜25％に認められます。ACE阻害薬では味覚障害も案外表れます。食欲低下につながり、特に高齢者では全身状態の悪化を招きかねませんので注意してください。

咳や味覚障害については、軽度で、QOL低下がみられなければ服薬を継続することもありますが、そうでなければARBに変更します。

　これらの症状は、薬の副作用と気付かず、不安に感じている患者もいますので、こちらから積極的に確認することが大切です。薬によるものだと分かると安心できる場合も少なくありません。定期的に確認してあげてください。

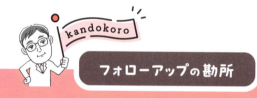

フォローアップの勘所

咳や味覚異常の有無を確認し、生活への支障がないか常に気にかけよう。

PART **1** ♡ 心不全

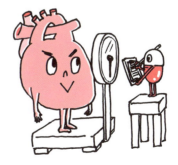

薬物治療各論❸

ARNI
アンジオテンシン受容体ネプリライシン阻害薬

ナトリウム利尿ペプチドを活性化し心血管を保護

　アンジオテンシン受容体ネプリライシン阻害薬（ARNI）であるサクビトリルバルサルタンナトリウム水和物（商品名エンレスト）は、ナトリウム利尿ペプチド（NP）の分解酵素であるネプリライシンを阻害するサクビトリルと、アンジオテンシンⅡ受容体拮抗薬（ARB）のバルサルタンの複合体です。

　ARNIについては、PARADIGMHF試験[1]においてHFrEF患者において、エナラプリルマレイン酸塩（レニベース他）と比較して心血管死および心不全増悪による入院を減少させた結果が得られ、その有用性が示されています。近年、処方が増えているARNIについて、機序を含めて詳しく見ていきましょう。

心保護に働くNPを活性化

　心不全患者ではレニン・アンジオテンシン・アルドステロン（RAA）系が活性化しています。他臓器には保護的に働きますが、RAA系の亢進は

後負荷や前負荷の増大につながり、心臓にとっては攻撃因子となります。

このため心臓は心房性ナトリウム利尿ペプチド（ANP）や脳性ナトリウム利尿ペプチド（BNP）を分泌し、Na利尿や血管拡張を促して心負荷を軽減します。サクビトリルは、このNPの分解酵素であるネプリライシンを阻害し内因性のNPを増やし活性化しようとするものです（図1）。

ただ、サクビトリルはNP以外の様々な物質、例えばアンジオテンシンIIの分解も抑制するため、アンジオテンシンIIの活性化につながり、AT_1受容体を介する系を亢進させてしまいます。そこで、ARBを組み合わせて、そのデメリットを"帳消し"にしているのがARNIです。

図1 ◎ 心不全におけるARNIの役割 (筆者による)

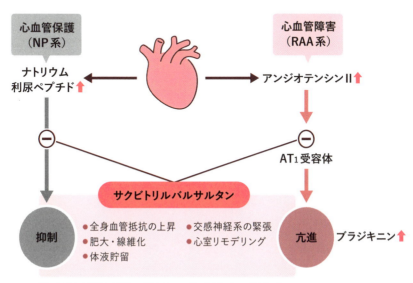

NP：ナトリウム利尿ペプチド　　RAA：レニン・アンジオテンシン・アルドステロン

早期からの使用されることも

　ARNIは、基本的にはACE阻害薬（ARB）、β遮断薬、MRA、SGLT2阻害薬といった従来からの標準治療薬を用いた上で、それでも心不全症状が残る患者に対して、ACE阻害薬（ARB）からの切り替えが推奨されています。保険適用上も、成人の慢性心不全の場合、「慢性心不全の標準的な治療を受けている患者に限る」とされています。

　ただし、昨今では心不全の診断早期からACE阻害薬の代わりにARNIを選択するといった考え方も出てきており、近年使用が増えています。

　用量依存的に予後改善効果を発揮するとされ、1回50mg1日2回から始めて忍容性を見ながら最大用量（1回200mg1日2回）の投与を目指します。

　なお、心不全患者には、心保護に関するエビデンスや作用機序の観点から、ACE阻害薬かARNIが第一選択であり、ARBはこの2剤が使えない患者に選択するという位置付けです。

切り替え時の注意点は？

　ACE阻害薬やARBからARNIへの切り替え時には、まずは前回処方が確実に中止されていることを確認してください。

　特に、ACE阻害薬からの切り替えには36時間の休薬期間が必要です。これは、サクビトリルがACE阻害薬と同様にブラジキニンの分解を抑制

するため、併用によりブラジキニンの蓄積による血管浮腫のリスクが高まるためです。

　ARNIの初回投与時や増量時に問題となりやすいのは血圧低下です。フォローアップ時に、家庭血圧の急激な低下がないか確認することは大切ですが、血圧に関しては忍容性の個体差が大きく、数値による線引きは難しいことが多いです。数値だけで判断せずに、めまいやふらつき、目の前が暗くなるような症状がないか、十分な目配りが大切です。

　なお、サクビトリルはブラジキニンを増やすため、ARNI使用時は咳への注意も必要です。とはいえ、空咳の頻度はACE阻害薬ほど高くありません。また、ARBが含有されているため非ステロイド抗炎症薬（NSAIDs）と利尿薬の併用による急性腎障害（AKI）など、ARBと同様の注意が当然、必要となります。

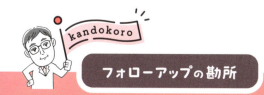

フォローアップの勘所

ACE阻害薬からARNIへの切り替え時は休薬期間の確認を。変更後は血圧低下に注意。めまい、ふらつきなどの症状の有無を聞こう。

参考文献
1) N Engl J Med.2014;371:993-1004.

薬物治療各論❹

MRA
ミネラルコルチコイド受容体拮抗薬

HFrEF患者の予後を改善、標準治療薬の1つ

　心不全によってレニン・アンジオテンシン・アルドステロン（RAA）系の亢進が起こると、アンジオテンシンⅡの産生が促進します。アンジオテンシンⅡはAT$_1$受容体を介した系による心血管のリモデリングなどを促進する一方で、副腎皮質でアルドステロンの分泌も促します。

　アルドステロンは腎遠位尿細管後部と集合管のミネラルコルチコイド受容体（MR）に結合し、Na$^+$の再吸収を促進し、循環血液量を増大させることで血圧上昇を引き起こします。

　このRAA系の中で、腎でのMRをブロックし、Na$^+$の再吸収を抑制することでNa$^+$排泄を促進し、降圧作用を発揮するのがミネラルコルチコイド受容体拮抗薬（MRA）です。

左室駆出率（LVEF）が低下した心不全（HFrEF）患者に対する予後改善効果が示され、同薬は現在、HFrEFにおける標準治療の1つとなっています。

　さらに、MRは腎臓だけでなく、心臓や血管系にも存在し、活性化されると心肥大や線維化、炎症、酸化ストレスを促進し、心血管のリモデリングを来すことが明らかになっており、これをブロックするMRAの心不全治療における役割は大きいといえます。

　慢性心不全に保険適用のあるMRAはスピロノラクトン（商品名アルダクトンA他）とエプレレノン（セララ他）です。前者はMRだけでなくアンドロゲン受容体などへ結合して男性ホルモンと競合拮抗することで女性化乳房を引き起こすことがあり、その場合にはMRへの選択性の高いエプレレノンが使用されます。

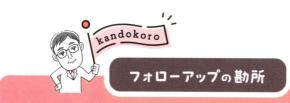

フォローアップの勘所

スピロノラクトンでは女性化乳房の出現有無に留意しよう。

ロケルマを併用することも

　MRAの投与で問題となりやすいのは高カリウム（K）血症です。心不全患者は慢性腎臓病（CKD）合併例が多く、そもそもK高値になりやすい上、β遮断薬やACE阻害薬などK値上昇を来す薬剤の使用が少なくありません。そのため、標準治療薬でありながら同薬の使用に限界がありました。

　一方で近年、RAA系阻害薬を減量あるいは中止すると予後改善効果が認められないことが分かってきており、HFrEF患者においては、RAA系阻害薬の使用でK値が5.5mEq/L程度の高値になった場合、ジルコニウムシクロケイ酸ナトリウム水和物（ロケルマ）などのK吸着薬を併用しながら継続または増量し、治療効果を狙う戦略が取られることがあります。

　とはいえ、MRA投与中は高K血症に注意すべきことに変わりはありません。高K血症の怖さは74ページでも言及しましたが、高度徐脈や心室細動など致死的な不整脈を来すことがあり、特に脱水気味で腎機能が低下傾向にあるとたちまちリスクが高まりますので、夏場は特に注意が必要です。

　同薬服用中の患者に対しては、食欲不振の有無や飲水状況を把握するとともに、50回/分を下回るような高度な徐脈、倦怠感などがないかも十分確認してください。

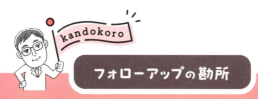

フォローアップの勘所

MRA服用中は、徐脈や倦怠感などの有無に目を光らせる。特に夏場は注意、飲水指導も十分に。K吸着薬と併用してMRAを継続するケースもあると知っておこう。

薬物治療各論❺

β遮断薬

増量時は心不全症状の悪化に要注意！

　β遮断薬は、左室駆出率（LVEF）の低下した心不全（HFrEF）に対する標準治療薬の1つですが、かつては心不全患者に禁忌でした。それが1990年代後半に予後改善効果が示され、β遮断薬による心保護の考え方が重視されるようになりました（93ページ別掲記事）。

少量から最大量まで漸増

　幾つかあるβ遮断薬の中で、心不全に保険適用があるのはカルベジロール（商品名アーチスト他）とビソプロロールフマル酸塩（メインテート他）のみです。

　もともとβ遮断薬が心不全に禁忌であった理由は、心抑制作用があるからです。そのためβ遮断薬を開始すると心不全が悪化することがあります。有害性を最小限にしながら最大の効果を得るには、少量から忍容性を見ながら漸増し、その患者にとっての最大量まで増量することが重要となります。

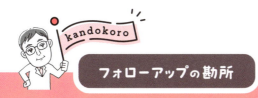

> フォローアップの勘所
>
> 心抑制を有するβ遮断薬の増量時は、心不全の一時的な悪化があり得ることを知っておこう。

増量は忍容性を見ながら慎重に

　具体的には、カルベジロールなら1.25〜2.5mg/日から開始して20mg/日まで、ビソプロロールは0.625mg/日から開始して5mg/日までを目指して漸増します（図1）。

　増量する際は、少なくとも2週間、長いと3〜6カ月程度をかけて、その間、血圧や心拍数、脳性ナトリウム利尿ペプチド（BNP）値、症状などを確認しながら行います。

　心不全増悪、低血圧や徐脈が生じた場合は減量し、安定したら再び増量するといったことを繰り返します。低血圧や徐脈、だるさや倦怠感等で最大量までの増量が難しいケースもあります。

図1◎β遮断薬の用量漸増法のイメージ（筆者による）

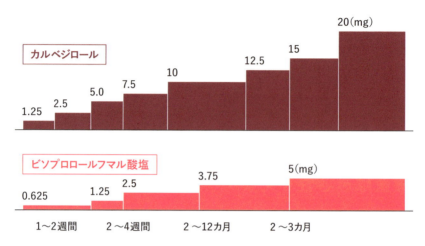

※増量の指標：症状、体重、血圧、心拍数、胸部X線、BNP値

　なお、β遮断薬による予後改善効果が認められているのはHFrEFのみで、LVEFが保たれたHFpEF患者に対しては、高血圧や頻脈性の不整脈などの併存疾患に対して使用されます。その場合、用法・用量が異なることがあるので注意が必要です。

表1◎慢性心不全に保険適用のあるβ遮断薬の特徴（各添付文書を基に作成）

薬剤名 （主な商品名）	カルベジロール （アーチスト）	ビソプロロールフマル酸塩 （メインテート）
選択性	αβ	$β_1$選択性
気管支喘息患者への投与	禁忌	気管支を収縮させ、症状を発現させる恐れがある
心不全に関する効能・効果	虚血性心疾患または拡張型心筋症に基づく慢性心不全で、アンジオテンシン変換酵素阻害薬またはアンジオテンシンⅡ受容体拮抗薬※、利尿薬、ジギタリス製剤等の基礎治療を受けている患者（※はビソプロロールのみ）	
成人の開始用量	1回1.25mg、1日2回。年齢、症状によりさらに低用量にしてもよい	1日1回0.625mg。年齢、症状によりさらに低用量にしてもよい
用法	1日2回食後	1日1回
維持量／最高投与量	通常、1回2.5～10mgを1日2回食後経口投与、適宜増減	通常、1日1回1.25～5mgを経口投与、適宜増減。最高投与量は1日1回5mg

カルベジロールとビソプロロールの使い分けについては様々な見解がありますが、私はHFrEF患者には$α_1$受容体を併せて遮断することで後負荷軽減効果が期待されるカルベジロールを選択することが多いです。同薬は添付文書上、1日2回服用とされていますが（**表1**）、血圧や心拍数の過度な低下がなければ1日1回服用でも問題ないことが少なくありません。

　一方、不整脈を伴う患者や気管支喘息の患者には、$β_1$受容体への選択性が高いビソプロロールを投与します。

増量時の注意点は？

　β遮断薬の初回投与は入院中のことも多いですが、その後は外来診療で漸増していくことになります。初回投与時や増量時のフォローアップでは、心不全症状のモニタリングが重要です。

　β遮断薬を増量すると、その直後は薬理作用としての陰性変力作用（心抑制）から血行動態が少し悪化することもありますが、しばらくすると体がその用量に慣れて、全体的に血行動態がぐっと持ち上がってきます。この反応は早くて2週間、患者によっては3カ月程度かかることもありますが、増量する場合にはこの反応を待った上で行います。このプロセスをぜひ知っておいてください。

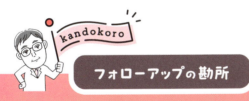

フォローアップの勘所

β遮断薬の開始時や増量時には心不全の悪化に要注意。増量1週間後くらいに、体重増加、浮腫、息切れなど、心不全症状が出ていないか確認しよう。

　β遮断薬増量直後は、心不全悪化の有無の確認が必要です。具体的には、短期間での体重増加（2kg/日を超えた増加）や体液貯留（浮腫）の有無を確認しましょう。

　さらに、息切れについてはこれまで問題なくできていたことがつらくなっていないかなどを聞いてください。これらの確認は、増量1週間後くらいに行うのが適切でしょう。

　加えて、血圧や心拍数の過度な低下がないかも確認してください。こちらは、服薬開始・増量後しばらくたってからも起こることがありますので、服薬期間中を通じて確認するようにしてください。

　一般に収縮期血圧が100mmHgを下回ると低血圧とされますが、心不全患者では低めで管理されていることも少なくありません。「100mmHg未満」などと一律に判断するのではなく、これまでの経過からワンランク低下していないかを見ることが大切です。

重要なのは、本人が続けられるかどうか（忍容性）であり、それが1つの基準となります。

　危険な徴候としては、ふらつき、目の前が暗転または白くなるようなめまい、倦怠感などです。これらの症状を訴えられた時には、増量前との変化や、生活への支障の有無を確認して、医師に情報提供してもらえるといいでしょう。

　私自身は、増量時には患者に「最初はちょっと調子が悪くなるかもしれませんが、そのまま続けるとぐっと良くなってきます。ただ、どうしても"キツイ"ようなら連絡してください」と伝えています。あらかじめ説明しておくことで、変化があった時に患者は必要以上に不安にならずに済みます。薬局でも上手に説明してもらえるといいでしょう。

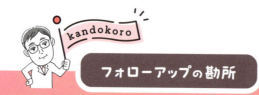

フォローアップの勘所

β遮断薬を服用する患者については、服薬期間中を通じて常時、血圧や心拍数をモニタリングしよう。

column

心不全に禁忌だったβ遮断薬が標準治療薬へ

　1990年代まで、心不全は心収縮能の低下によるポンプ失調が原因であり、心収縮力を高めることで心不全症状が改善し、予後改善につながると考えられていた。そこで、世界中で強心薬の開発が熱心に進められたが、大規模試験によって強心薬は心不全症状を改善するが、長期使用は生命予後を悪化させること、不整脈による突然死を増加せることが明らかになった。

　そこで新たに着目されたのが、強心薬と全く逆の薬理作用を持つβ遮断薬だ。きっかけは、利尿薬とジギタリスを使用しても頻脈の重症心不全患者に、β遮断薬を追加投与すると心不全症状だけでなく心機能も改善したという1975年の症例報告だ (Br Heart J.1975;37:1022-36.)。

　これは、心不全患者に心抑制作用のあるβ遮断薬を投与すれば当然心不全は悪化するという、これまでの"常識"を覆す結果であり、大きなインパクトをもたらした。

　ただ、その使い方の確立は一筋縄にはいかず、20年に及ぶ臨床研究の積み重ねを経て1996年、大規模臨床試験でHFrEF患者に対するβ遮断薬による予後改善効果が示された。突然死を減らしたのも強心薬と大きく異なる点であった。

　その機序については薬理作用からは説明し切れない。ただ、同時期に病態研究も進み、心不全ではポンプ失調の代償機能として交感神経活性亢進状態にあることが明らかになった。このため、β遮断薬はこの交感神経活性亢進から心臓を守る（心保護）という考え方が主流となった。

　臨床結果を基礎研究が解明していくという、従来の研究プロセスとは逆の構図となった代表例である。

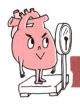

薬物治療各論❻

SGLT2阻害薬

HFrEFとHFpEFの両方で予後改善効果

　ナトリウム・グルコース共輸送体（SGLT）2阻害薬は、もともと糖尿病治療薬として開発されました。その後、大規模臨床試験などで心不全や慢性腎臓病（CKD）に対する有効性が認められ、さらに現在では、ダパグリフロジンプロピレングリコール水和物（商品名フォシーガ）と、エンパグリフロジン（ジャディアンス）が慢性心不全の保険適用を有しています。

　SGLT2阻害薬は、左室駆出率（LVEF）40％未満のHFrEFのみならず、50％以上のHFpEFについても予後改善効果が認められている点が特徴の1つです。

　HFrEFとは異なり、HFpEFについては長年、予後改善のエビデンスを示した薬がなく、うっ血に対する利尿薬の使用と高血圧など併存疾患に対する治療をするしかありませんでした。それが、初めてSGLT2阻害薬で予後改善効果が示されたのです。

血行動態や貧血の是正も

　心不全に対するSGLT2阻害薬の効果として、短期的には血行動態の改善が主と考えられます。同薬は近位尿細管にある糖とナトリウム（Na）を再吸収するSGLT2を阻害するため、糖利尿やNa利尿がかかり、容量負荷（前負荷）が軽減されます。

　また、軽度ですが血圧低下による後負荷軽減が相まって心臓からの拍出量増加につながります。

　心不全患者では半数以上が慢性腎臓病（CKD）を有しており、腎性貧血も増悪因子となります。SGLT2阻害薬は開始早期から腎臓でのエリスロポエチン産生が亢進し、赤血球造血促進による貧血改善も血行動態改善に寄与していると思われます。

　これらは、投与を開始してから比較的早い段階で表れ、数週間で体重減少や症状の改善が見られます。

図1 ◎ 心不全と慢性腎臓病の関係（心腎連関）(筆者による)

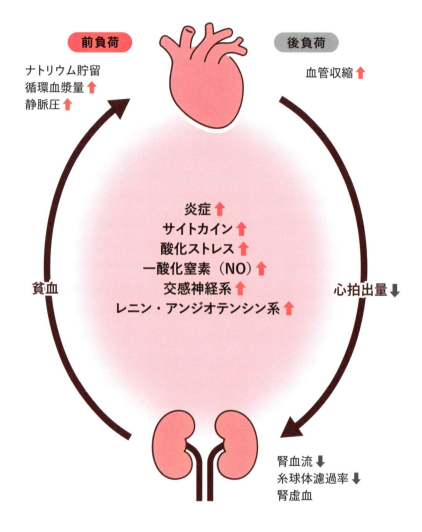

長期的な予後改善効果については、「心腎連関」の視点が重要です（**図1**）。腎臓では、遠位尿細管にあるマクラデンサという組織が、遠位尿細管中のNaCl量を感知し、糸球体の濾過量を一定にしています（尿細管糸球体フィードバック［TGF］機構）。

　心不全や糖尿病では、近位尿細管でのSGLT2が活性化しており、Naの再吸収が亢進しているため、マクラデンサで感知するNa量が減少し、それを代償しようとして輸入細動脈を拡張することから糸球体過剰濾過が起こっています（TGFの破綻）。

　そこにSGLT2阻害薬を投与すると、マクラデンサに到達するNa量が増加するため、輸入細動脈が収縮し、糸球体過剰濾過が改善され（TGFの是正）、それによって腎保護作用を示します。腎機能低下は心不全患者の予後規定因子であり、心腎連関の負のスパイラルを是正することで、結果的に予後改善に働くものと考えられます。

　他にも、SGLT2阻害薬による高カリウム血症の軽減や心筋への直接作用、交感神経活性亢進の是正など、多面的作用が期待されています。

夏場は特に脱水に注意

　慢性心不全でSGLT2阻害薬が処方された患者のフォローアップについては、血圧や体重の変動、過降圧によるふらつき、転倒の有無、息切れや浮腫など心不全症状の変化を見てください。

また、糖尿病を併存している患者では低血糖の有無の確認も重要です。同薬単独で生じることは少ないですが、他の経口血糖降下薬やインスリンを併用する患者では要注意です。

　ループ利尿薬ほどの利尿作用はありませんが、夏場、特に高齢者は脱水に注意してください。心不全患者は、よほど重症でない限り、飲水制限はされませんので、水分をしっかり摂取するよう促してください。例えば、1500mL／日程度飲めているかなどを確認するようにしましょう。ただし、Na含有量が多い経口補水液での水分補給は、心不全の悪化を招きかねませんので、通常は水を飲むよう勧めましょう。

　投与開始時には、TGFの是正により一時的に糸球体濾過量（GFR）が低下（血清クレアチニン［SCr］値は上昇）する、いわゆるイニシャルディップが見られます。ただし、長期的には腎機能低下を緩やかにしますので、SCrやeGFRの推移にも着目してください。

シックデイ時には休薬が推奨

　SGLT2阻害薬に特異的な副作用として正常血糖ケトアシドーシスがあります。糖尿病性ケトアシドーシスは、インスリン作用の絶対的不足による高血糖とケトン体の産生増加によって起こりますが、SGLT2阻害薬はインスリン分泌に影響を与えないため高血糖を伴わない「正常血糖ケトアシドーシス」と呼ばれる状態を起こすことがあります。

　ケトアシドーシスになると食欲不振や悪心・嘔吐、倦怠感や意識低下などが見られ、即、救急受診が必要となります。また、脱水や極端な糖質制

限によっても発症しやすくなるため、特に食事摂取や飲水ができない状態、いわゆるシックデイ時には休薬が推奨されています。

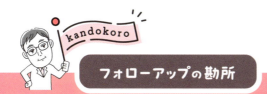

フォローアップの勘所

脱水に注意して、飲水を促そう。食事や飲水できない状態の時には、SGLT2阻害薬は休薬が原則。

尿路・性器感染にも注意が必要です。尿路感染は頻尿や排尿時痛などで気付くことも多いです。性器感染は特に重要で、会陰部の壊死性筋膜炎（フルニエ壊疽）や敗血症など生命に関わる事態が起こり得ます。これらは軽視できず、繰り返す例ではSGLT2阻害薬を中止する必要があります。副作用と気付かず悩んでいるものの、訴えられずにいる患者もいますので、うまく聞き出してあげてください。

そして、これらについてフォローしたら、ぜひ処方医にフィードバックしてください。先日、ある薬局から**図2**のようなレポートが送られてきました。

患者は68歳女性、心筋症でこれまではβ遮断薬などの服用で安定していましたが、少し前から階段で息切れするようになりBNP値上昇が見られたため、SGLT2阻害薬を新たに追加しました。

レポートはその約10日後に私の手元に届いたものです。体調変化が見られないことや、服用継続や水分摂取を改めて指導し、体調変化を認めた場合には早めに相談するよう説明してくれた様子が伝わってくる内容でした。

　通常、薬剤追加時は次回受診までの間隔を短くすることが多いのですが、この患者は遠方から通院していたため次回受診予定は3カ月後で、気になっていました。そのため、薬局から報告を受け取り、非常に助かりました。

　問題があった場合はもちろん、なかった場合もその旨をフィードバックしてもらえると、処方医はとても助かります。

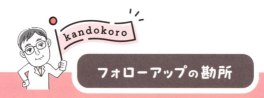

フォローアップの勘所

尿路・性器感染症については言い出しにくいことも。ぜひ症状の確認を。フォローアップした結果、問題がなかった場合もその旨を医師に報告しよう。

図2 ◎ 薬局から届いたSGLT2阻害薬の初回投与後のフォローアップの情報提供書

服薬情報提供書

志賀　剛　先生

○○○薬局
電話番号：XX-XXXX-XXXX
ファクス番号：XX-XXXX-XXXX
担当薬剤師：△△△△△

患者氏名：○○○○　1955年○月○日生（68歳）女性
処方箋交付日：2024年2月○日

☑患者本人　□家族　□介護者から
こちらの情報を伝えることに対して同意を（☑得た　□得ていない）

処方箋に基づき調剤を行い、薬剤を交付しました。以下の通り報告します。
新規で追加になっていたため服用状況、副作用について確認しました。

フォシーガ10mg錠　1錠朝食後　90日分

口渇、倦怠感、頻尿、膨満感、腹痛などの体調変化はなく服用できていること確認しました。引き続き指示を守っての服用継続と水分摂取について指導し、体調に変化が出た場合は早めに相談するよう伝えていますので、報告させていただきます。

薬物治療各論❼

イバブラジン

血圧を下げずに心拍数を抑える

　イバブラジン塩酸塩（商品名コララン）は、慢性心不全の標準治療を受けている左室駆出率（LVEF）が低下したHFrEF患者に追加で使われます。イバブラジンは、β遮断薬やカルシウム（Ca）拮抗薬とは全く異なる機序により、心収縮力や血圧に影響を与えずに心拍数のみを低下させるのが特徴です。

心拍数のみを低下させる

　心拍は、心臓の洞結節において、陽イオンチャネルである過分極活性化環状ヌクレオチド依存性（HCN）4チャネルを介してナトリウムイオン（Na^+）が細胞内に流入することで、細胞膜電位が立ち上がり、続いてCaチャネルが開口し、Caイオンが流入して脱分極し、発生します。

　イバブラジンは、このHCN4チャネルを遮断してNa^+の細胞内への流入を抑制し、脱分極に至る時間を延長させます。その結果、心拍間隔が延長され、心拍数が低下します。

保険上適用となるのは、洞調律で、β遮断薬を含む慢性心不全の標準的な治療を受けていても安静時心拍数が75回/分以上の患者です。

　これまで、心拍数を低下させ予後改善効果が認められている唯一の心不全治療薬はβ遮断薬でしたが、同薬は降圧作用や心抑制作用により最大用量まで使用できず、十分な効果を示せないことがありました。そうした患者の救いの一手となるのが、このイバブラジンです。

　心拍数が増加し心拍間隔が短縮すると心室の拡張時間が短くなり、左室に十分な血液が貯留できず、結果として1回拍出量が低下することになります。β遮断薬は心拍間隔を延長するものの心抑制によって収縮時間も延長するため相対的に拡張時間の延長が乏しくなります。

　一方、イバブラジンは左室収縮に影響しないことから拡張時間が延長され、左室に血液が十分に充満して1回拍出量が増加し、血行動態や心機能の改善につながると考えられます。

　β遮断薬が、気管支喘息があり使えない、血圧低下などで増量が難しいといった患者などにも使用でき、心不全患者の心拍数管理の新たな選択肢といえます。

　ただし、洞調律であることが条件ですので、心房細動の患者には使えません。

β遮断薬が増量できない患者にも

　図1は気管支喘息を合併する拡張型心筋症の70代後半女性の治療経過です。

　ステロイドを併用しながら、ビソプロロールフマル酸塩（メインテート他）1.25mgを投与し、心拍数は90回/分と高かったものの、喘息悪化の懸念からβ遮断薬は増量できずにいました。

　この患者にイバブラジンを1回2.5ｍｇ（1日5mg）で開始すると、順調に心拍数が低下し、1カ月後に同薬を1回5mg（1日10mg）に増量したところ、家庭での測定で心拍数が50回/分を下回ったために減量。現在は同薬1回2.5mg（1日5mg）の投与で心拍数60回/分台を維持しています。

　脳性ナトリウム利尿ペプチド（BNP）は、当初300pg/mLを超えていたのが心拍数の低下に伴い20pg/mL程度まで低下しました。LVEFは30％程度と低値だったのが4カ月後には50％ほどになり、8カ月目には正常となりました。

　全員がこのようにうまくいくわけではありませんが、心拍数管理によって血行動態の改善、心機能の改善が認められた一例といえるでしょう。

図1 ◎ イバブラジンが投与された心不全患者の治療経過例 (筆者による)

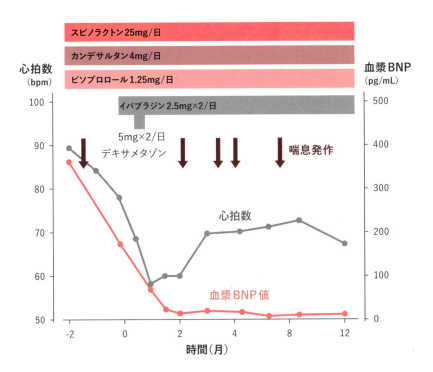

CYP3A4の相互作用に注意

　イバブラジンの半減期は2時間程度と短いですが、活性代謝物にも心拍数低下作用があり、さらに組織親和性が高いことから、血中濃度が低下した後も効果が持続することが知られています。

尿中未変化体排泄率はイバブラジン3％、活性代謝物5％と低く、腎機能低下例でも用量調節が必要ないのも同薬のメリットです。一方で、中等度から重度の肝機能障害がある患者ではイバブラジンの血中濃度が上昇する可能性があります。

　また、同薬とその代謝物は、主に薬物代謝酵素チトクロームP450（CYP）3A4によって代謝されるためCYP3A4阻害作用が強い薬剤との併用で血中濃度が上昇するリスクが高まります。リトナビル含有製剤、ジョサマイシン、イトラコナゾール（イトリゾール他）、クラリスロマイシン（クラリシッド、クラリス他）などは併用禁忌です。

　ベラパミル塩酸塩（ワソラン他）とジルチアゼム塩酸塩（ヘルベッサー他）についても、CYP3A4阻害作用を有することと、心拍数減少作用を相加的に増強することから併用禁忌となっています。逆にCYP3A4誘導作用を有するセントジョーンズワートやリファンピシン（リファジン他）、フェニトイン（アレビアチン、ヒダントール）などとの併用では効果が減弱する可能性があるため要注意です。

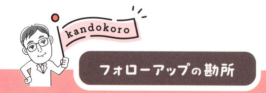

フォローアップの勘所

CYP3A4阻害作用のある薬との併用ではイバブラジンの効果増強の恐れがあるため、併用禁忌薬は確実にチェックしよう。併用時には心拍数の確認を忘れずに。

イバブラジン服用患者のフォローアップでは、まず脈拍数とリズムを確認することが大切です。高度徐脈や心房細動が表れる恐れがあります。心拍数50回/分を下回るようであれば減量を検討する場合が多いので、医師に報告するようにしましょう。

　また、比較的経験する副作用として光視症があります。視野の一部でまぶしい光を一過性に感じるものです。イバブラジンにより網膜のHCN1チャネルが遮断され、光に対する感受性が亢進することが原因と考えられています。用量依存的に発現し、生活に支障があるようなら減量や中止が検討される場合もあります。

　もっとも、服用の継続により慣れて気にならなくなる人も多いので、患者が不安にならないようあらかじめ症状を説明しておき、自己判断で薬を中断しないよう伝えておくことも大切です。また、車の運転には注意するよう話しておきましょう。

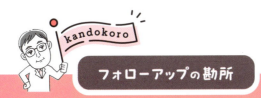

フォローアップの勘所

イバブラジン服用患者では、高度徐脈や不整脈、光視症の出現の有無に目を光らせよう。

薬物治療各論 ❽

ベルイシグアト

標準治療を受けていても入院を繰り返す患者に

　イバブラジン塩酸塩（商品名コララン）と同様に、慢性心不全の標準治療を受けている左室駆出率（LVEF）が低下したHFrEF患者に、追加で使われる薬にベルイシグアト（ベリキューボ）があります。

　ベルイシグアトは、既存薬とは異なる機序の血管拡張作用を有します。具体的には、可溶性グアニル酸シクラーゼ（sGC）を刺激することで、血管拡張や抗線維化などの作用を持つ環状グアノシン一リン酸（cGMP）の産生を増加させます。

　sGCは一酸化窒素（NO）により活性化されますが、心不全ではNO自体が低下しています。同薬はNO非依存的にsGCを刺激する作用に加えて、NOによるsGCの感受性を高める作用があり、その両作用によってcGMPを活性化し、HFrEF患者の心不全増悪抑制と予後改善効果を発揮します。

　保険上の適用は、HFrEFで標準治療を受けている患者です。実際には、標準治療薬4剤を服用している、もしくは何らかの理由でそれらが十分に

投与できない患者で入退院を繰り返すような心不全患者への次の一手として使用されることが多いでしょう。

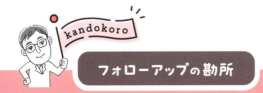

ベルイシグアトは標準治療を受けていても入退院を繰り返すような患者に処方される。心不全症状の有無をしっかりモニタリングしよう。

フォローアップでは血圧の動きに着目

　ベルイシグアトは腎排泄率が低く、腎機能低下例でも使えて、血圧低下以外に目立った副作用はあまりない、使いやすい薬といえます。ただし、特に同薬が開始、あるいは増量された患者については、血圧の動きを必ず確認してください。

　血管拡張作用による血圧低下が想定されるため、添付文書には収縮期血圧90mmHg未満で減量や投与中止するよう示されています。フォローアップ時は家庭血圧を聞き、過度の降圧の有無に加えて、ふらつきやめまいなどの低血圧症状の確認が大切です。

一方で、同薬の服用により血圧が若干上向く患者もいます。血管拡張作用により後負荷が軽減することで、心拍出量が増加し血圧が上がると考えられます。

　これまで血圧低下がネックとなり標準治療薬を十分投与できなかった患者にベルイシグアトを用いることで、血行動態が改善して血圧が上向き、その結果として標準治療薬の追加導入や増量が可能となるケースもあります。

　ベルイシグアトにおける血圧への影響は、比較的早い段階から見られます。服薬開始・増量後1週間程度でのフォローアップが望まれます。

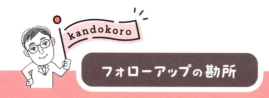

ベルイシグアトが投与開始されたら、1週間後くらいに血圧の動きを確認しよう。

PART **1** ▽ 心不全

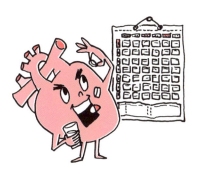

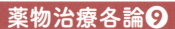

薬物治療各論❾

ジゴキシン

服用中は食欲不振などに要注意

　古くから心不全患者に使われてきたジゴキシン（商品名ジゴシン他）は、エビデンスのある使い勝手のいい薬が多く登場している近年においては、ファーストラインではなくなっています。しかし、後述するように同薬が必要となるケースがあります。

　慎重な副作用管理が求められるなど扱いが少々難しい薬剤であり、使用機会が減っている昨今では、使い慣れない医師も多いため、安全な薬物療法を、ぜひ薬剤師がサポートしてください。

ジゴキシンが使われるのは？

　ジゴキシンはまず、心房細動を合併した心不全の心拍数コントロール薬として使われます。第一選択はβ遮断薬ですが、同薬が血圧などの問題で十分量投与できない、最大量使用しても心拍数管理が不十分な患者の次の一手として有用です。

β遮断薬は交感神経活性を抑制することで心拍数を下げるため、主に交感神経が優位となる活動期の心拍数を下げますが、就寝中の心拍数はあまり下げません。

　一方で、活動期の心拍数低下作用はそれほど強くありませんが、1日を通して全体的に心拍数を下げるのがジゴキシンです。β遮断薬のように心抑制作用がないことから、心機能を悪化させず、血圧に影響しないのも利点です。

　ジゴキシンは、生命予後を改善するというエビデンスはないものの、心不全入院を減らすというエビデンスがあり、心不全治療薬としての役割があるといえます。そのため、洞調律（心房細動のない）の患者への投与には、標準治療を最大限行っても心不全症状が残存する場合、例えばNYHA心機能分類Ⅲ度で入退院を繰り返すようなケースには使用する価値があります。

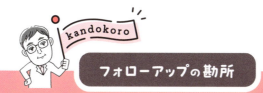

フォローアップの勘所

ジゴキシンが使われるのは、心房細動を合併した心不全で、β遮断薬で十分に心拍数管理ができない患者が中心。心房細動がなくても、標準治療でコントロール不良の心不全患者に使われることも。

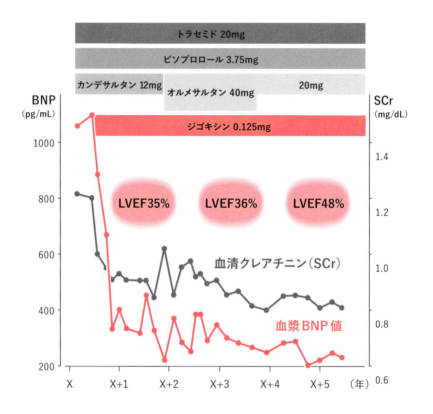

図1 ◎ジゴキシンを投与した心不全患者の治療経過の一例（筆者による）

　実際にジゴキシンを使用したケースを見てみましょう。**図1**は、心房細動を合併した心不全にジゴキシンが奏効した患者の経過です。

　78歳女性、拡張型心筋症で左室駆出率（LVEF）25％、いわゆるHFrEFの患者で、トラセミド（ルプラック他）、ビソプロロールフマル酸塩

（メインテート他）、カンデサルタンシレキセチル（ブロプレス他）を服用していましたが、心拍数が90回／分超であり、NYHA心機能分類Ⅲ度、脳性ナトリウム利尿ペプチド（BNP）1000pg／mLと高かったため、ジゴキシン0.125mg／日を追加処方しました。

　ジゴキシン投与開始後間もなく心拍数は低下し、2週間後には76回／分に落ち着きました。また、比較的早い段階でBNPも低下し、坂道や地下鉄の階段も楽に上れるようになり、運動耐容能はNYHAⅡ度にまで改善しました。また、血行動態がよくなったことでクレアチニン値も改善。約5年後にはLVEFは48％にまで回復しています。

定期的な血中濃度測定が必要

　ただし、ジゴキシンは血中ジゴキシン濃度の治療域が狭く、中毒域と治療域が接近しており、ジギタリス中毒のリスクがあります。同薬は分布容積が大きく、腎排泄率が高いことから、腎機能を含めた病態の変化によって血中濃度が変化しやすく、例えば夏場に、少し脱水気味になって腎血流量が低下したといった、ちょっとした血中濃度の上昇によっても中毒症状が表れることがあります。

　そのため、ジゴキシン服用中は、定期的に血中濃度を測定し用量調節を行うこと、ジギタリス中毒症状に目を光らせることが重要となります。心不全患者では最低薬物血中濃度（トラフ）で0.9ng／mL以下に調節するよう推奨されています。

実際の投与方法としては、少量より開始し、定常状態となる時点を目途に投与開始後1～2週間目に血中濃度を測定し、臨床効果を加味して用量調整していきます。

　ジゴキシンの添付文書上の用法・用量は、維持量で「1日0.25～0.5mg」とされていますが、0.25mg／日ですら若年でよほど体格が大きい人でない限り投与することはほとんどありません。実際は、腎機能低下がなければ0.125mg／日、推算糸球体濾過量（eGFR）40mL／分／1.73㎡を下回っていると0.0625mg／日で十分なことが多いです。

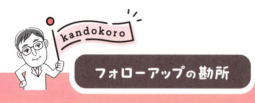

　また、ベラパミル塩酸塩（ワソラン他）やアミオダロン（アンカロン他）との併用は、両薬がジゴキシンの尿細管排泄に係るP糖蛋白を抑制するため、血中ジゴキシン濃度が上昇し、作用増強の恐れがあります。このため、併用時は0.0625mg／日（腎機能低下があればその隔日）で処方することも珍しくありません。両薬は不整脈の治療で併用されることがあるため注意が必要です。

定期的な血中濃度測定が必須!

　ジゴキシンが処方されている患者には、血中濃度測定が定期的に実施されているかを必ず確認してください。前述の通り、ちょっとした体液量の変化や年齢、腎機能、電解質異常など様々な要因によってジギタリス中毒のリスクが高まります。

　心不全患者では通常2〜3カ月に1回、どんなに安定していても年1回は必ず血中濃度測定が必要と考えてください。

　血中濃度は、薬物を反復投与した時の定常状態におけるトラフ値を見るのが原則であり、服用直前の採血が理想ですが、外来ではなかなか難しいこともあります。そこで、朝食後にジゴキシンを服用している患者については、採血のある日は午前中の外来なら服用せずに受診してもらうようにします。午後の受診なら、その日の朝は服用してもらい、おおよそ消失相に当たる午後の採血で構いません。

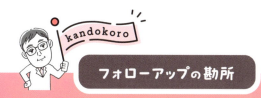

フォローアップの勘所

ジゴキシンが処方されている患者には、定期的に血中ジゴキシン濃度を測定しているか、必ず確認しよう。

ジギタリス中毒が見つかるきっかけは？

　患者には、ジギタリス中毒の症状の有無に十分気を付けて、特に消化器症状（むかつき、食欲不振など）は軽視しないよう説明しておきましょう。消化器症状は、血中ジゴキシン濃度が1.0ng/mL台と比較的低濃度でも表れることがあり、ジゴキシン中毒の多くは消化器症状をきっかけに見つかっています。

　脈の変化にも注意し、今まで経験したことのないような遅い脈、過度な徐脈がないか確認してください。さらに、視界が黄色に見える黄視など視覚異常も起こり得ますので、その有無も要チェックです。

　脱水に傾き腎血流量が低下した場合には、血中ジゴキシン濃度が上昇するだけでなく、高カリウム（K）血症も起こりやすくなります。このため高度徐脈を呈する可能性があります。

　一方、K値低下によっても不整脈は起こりやすくなります。ループ利尿薬の服用によって低Kを呈することがありますので、服用患者は注意が必要です。また、食事摂取量の減少や下痢などの有無にも着目してフォローアップすることが大切です。

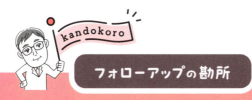

フォローアップの勘所

ジゴキシン中毒は、消化器症状がきっかけで見つかることが多い。悪心や食欲不振を軽視しないよう、患者にも伝えておこう。

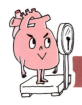

薬物治療各論⑩

アミオダロン

心不全患者では第一選択となる抗不整脈薬

　心不全患者では、心房細動や心室不整脈など不整脈の合併が少なくありませんが、心機能が低下した心不全患者に使える抗不整脈薬は基本的にアミオダロン（アンカロン他）しかありません。

　同薬は心抑制が少なく、血管拡張作用による後負荷軽減も合わせ、血行動態的にも低心機能の心不全で使えるのがメリットで、唯一無二の抗不整脈薬といえます。

　アミオダロンは心房細動や心室不整脈の抑制効果が高く、脈をみるとリズムが整う印象があります。「飛ぶのが減る」と患者が実感することも多くあります。ただし、アミオダロンには心拍数を低下させる作用がありますので、心拍数の観察も必要です。

　また、アミオダロンはβ受容体にも作用しますが、β遮断薬とは受容体への作用部位が異なり、非競合的拮抗作用を示します。また、受容体そのものの発現量も減少します（ダウンレギュレーション）。β遮断薬とは異なり血行動態に影響しないのもメリットです。

アミオダロンの薬理作用はかなり複雑です。同薬は抗不整脈薬の分類であるヴォーン・ウィリアムズ（Vaughan Williams）分類で「III群抗不整脈薬（カリウム［K^+］チャネル遮断薬）」に分類されますが、K^+チャネル遮断作用だけでなく、ナトリウム（Na^+）チャネル遮断作用、カルシウム（Ca^{2+}）チャネル遮断作用、さらには交感神経抑制作用と、同分類の全ての薬理作用を有します（159ページ参照）。

　同薬は薬物動態にも特徴があります。同薬は、薬物代謝酵素チトクロームP450（CYP）3Aによって代謝され、主な代謝物であるデスエチルアミオダロンも同等の薬理活性を有します。分布容積が大きく、定常状態に達するまでにアミオダロンで6〜9カ月程度、デスエチルアミオダロンは約1年かかるとされています。つまり投与開始後この期間に至るまでは、血中濃度が上昇し続けることになります。

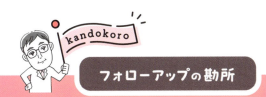

アミオダロンは、定常状態に達するまでに1年近く要し、その間、血中濃度は上昇し続ける。体調変化などに注意を払おう。

肺毒性や甲状腺機能障害も

　アミオダロンの問題点は、心外副作用の頻度が高いことです。特に注意したいのは肺毒性と甲状腺機能障害です。

　中でも最も重篤なのが肺毒性で、その多くは間質性肺炎です。アミオダロンの服用中止のみで改善する例もありますが、呼吸状態が悪化すればステロイド治療や呼吸管理が必要となり、一部は死に至ります。とにかく肺毒性は早期発見と中止が鍵です。微熱、咳、息切れなどの症状をきっかけに副作用が見つかることが多いため、薬局でもぜひ、これらの症状に目配りし、かぜにしては長引く咳があるといった場合は、受診を促すようにしてください。

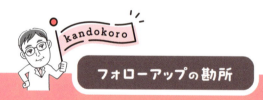

肺毒性はとにかく早期発見、中止が重要！微熱や咳、息切れなどの呼吸器症状には細心の注意を！

　甲状腺機能障害については、アミオダロンは100mg中37.5mgのヨウ素を含んでいるため、服用すると生理的に甲状腺機能は低下傾向となります。このため、アミオダロン使用中の甲状腺機能低下症は、甲状腺刺

激ホルモン（TSH）が20μU/mLを超えると診断され、30μU/mLを超える場合などでは、甲状腺機能低下による全身症状の予防にレボチロキシンナトリウム水和物（チラーヂンS他）が処方されることがあります。

一方、甲状腺中毒症（機能亢進症）も起こり得ます。炎症機転を背景としており、通常は3カ月程度で自然治癒することが多く、アミオダロンは中止せず継続することも多いです。ただし、不整脈や心不全の悪化を来すことがあるので、十分注意しながら継続します。不整脈や心不全が悪化した時は入院してステロイド治療が必要となります。

甲状腺中毒症を発症すると、心拍数の上昇（頻脈）や体重減少、甲状腺の腫脹が見られます。甲状腺が腫れると飲み込みにくさを自覚する場合もありますので、薬局でもぜひ聞き取ってください。

アミオダロンはワルファリンカリウム（ワーファリン他）や直接阻害型経口抗凝固薬（DOAC）、ジゴキシンの作用を増強する恐れがあるので併用には注意が必要です。

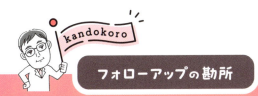

甲状腺機能障害にも注意しよう。アミオダロン服用中は体重減少や甲状腺の腫脹などにも目配りを。

PART 2 心房細動

kandokoro

脳卒中や心不全の引き金となり得る心房細動。ハイリスク薬である抗不整脈薬や抗凝固薬も使われ、薬剤師によるフォローアップが欠かせない。

心房細動とは

病態と薬学管理

脈と症状に着目しよう

　心房細動の患者の薬学管理・指導を行う上では、疾患への理解が欠かせません。まずは、心房細動とはどのような病気か、治療・管理の全体像について解説していきます。

洞調律と心房細動の違いを押さえる

　心臓には左右の心房、心室があり、全身に血液を送り出すポンプ機能を担っています（**図1**）。ペースメーカーの役割を担う洞結節から発生した電気的興奮が、心房から房室結節、心室へと伝播することで心房、心室を順次収縮させ、効率よく心臓から全身に血液を拍出する仕組みになっています。

　洞結節で発生した電気的興奮が正しく心臓全体に伝わり、心臓が正常なリズムを示している状態を「洞調律」と呼びます。

図1◎心臓の電気的伝導系と心房細動類

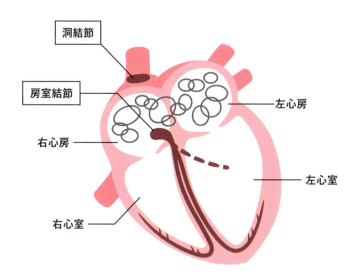

図2◎洞調律と心房細動の心電図

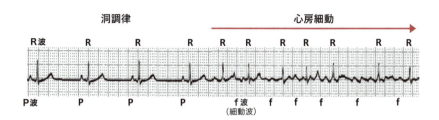

しかし、何らかの原因で心房内に拡がる電気信号が乱れ、心房が痙攣したように細かく震えると、心房から心室へ十分な血液を流入させることができなくなり、かつその不規則な電気信号が心室に伝わるため、心臓からの血液の拍出もばらつくことになり、心拍数の増加と脈のリズムの乱れ（不整脈）が生じます。それが「心房細動」です。

　心房細動では、心房各部が300〜600回/分と不規則に興奮し、その興奮が房室結節をそれぞれの程度で伝っていくため、心室の興奮も不規則となります。心電図では、P波が欠如し、さざ波のような波形が見られます（**図2**）。

　心電図上で初めて確認された心房細動を「初発心房細動」と呼びます。また心房細動は、発症後の発作の持続期間によって、7日以内に正常な脈（洞調律）に戻る「発作性心房細動」と、7日以上続く「持続性心房細動」に大別されます。

　症状の出方は人によって異なり、心電図上で心房細動を示す異常波形を認めても自覚症状がほとんどない人もいれば（無症候性）、細動時に強い動悸や胸の違和感、息切れ、胸痛、全身倦怠感などを覚え、生活に支障を来す人もいます。

　自覚症状の強さと、疾患の進行度や重症度とは関連しません。むしろ、動悸を訴える患者は持続性よりも発作性の患者が多いとされています。また、定型的な症状がある患者に比べて無症候性の患者の方が、予後が悪いとの報告もあります[1]。

ただし、これは病態そのものが原因というより、症状のないことで必要な治療介入が遅れるなどの理由が考えられています。

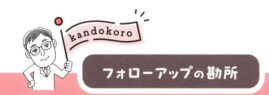

フォローアップの勘所

心房細動では症状の強さと重症度は一致しない。症状がなくても安心とはいえないことを知っておこう。

心房細動の患者には脈と症状を必ず確認

心房細動はリズム異常であり、患者をフォローアップする上では、まず脈のリズムと脈拍数を意識することが大切です。

最近は家庭血圧の重要性が言われるようになり、血圧を意識する人は増えていますが、脈を気にする人は多くない印象があります。心房細動になると正常な脈（洞調律）の時と異なり急に脈拍数が増えたり、機械が測定できず、「エラー」と表示されることもあります。ぜひ薬剤師の皆さんも、心房細動の患者に対しては血圧に加えて脈も確認して、経過を追いかけるようにしてください。

一般に、安静時の脈拍数は60〜100回/分が基準で、それより少ない場合は「徐脈」、多い場合は「頻脈」とされます。
　心房細動の患者では頻脈を来すことが多いのですが、β遮断薬など心拍数を抑える薬を服用している患者の場合は当然、徐脈にも注意が必要です。

　脈拍とともに、自覚症状の確認も大切です。前述の通り、患者によって症状の表れ方は大きく異なります。頻脈や息切れなど心房細動に伴う症状がQOLを悪化させていないか、薬物治療によって症状やQOLの改善につながっているかなどを把握するようにしましょう。

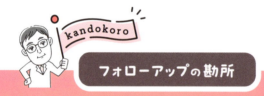

フォローアップの勘所

来局時は脈のリズムと回数の確認を。さらに症状について、生活への影響の有無を把握しよう。

3つのアプローチ「ABCパスウェイ」とは

　不整脈というと「突然死」を想起する患者もいますが、心房細動自体で死に至ることはありません。では、心房細動の治療目的は何でしょうか。それは、心原性脳塞栓症や心不全といった合併症の予防と、心房細動に伴う症状の悪化やQOLの低下を防ぐことです。

合併症については、心房細動では心房内の血液がうっ滞して、フィブリンという凝固に関わる蛋白質が主体の血栓が生じ、心臓から脳動脈に飛んで詰まらせる「心原性脳塞栓症」を引き起こす恐れがあります。高リスクの患者では、血液凝固因子の働きを阻害するワルファリンカリウム（商品名ワーファリン他）や直接阻害型経口抗凝固薬（DOAC）といった抗凝固薬による治療が必要となります。

　また、心房細動による持続的な頻脈は左房収縮の低下から心拍出量の低下をもたらし、心不全を引き起こすことがあります。一方、心不全患者では左室内圧の上昇や僧帽弁逆流から左房に負荷がかかり、結果的に心房の電気的・構造的変化（リモデリング）を来し、心房細動が起こりやすくなります。つまり心房細動と心不全は互いに影響し合っており、心不全の治療・予防も重要となります。

　さらに心不全のみならず、動悸などの症状によってQOLが低下する場合、心房細動そのものを止める治療や予防する治療、頻脈を是正するための治療が必要となります。加えて、心房細動を悪化させるさまざまな要因を取り除く必要もあります。

　これら心房細動の包括的管理として、欧州心臓病学会（ESC）は「ABCパスウェイ」という3つのアプローチを提唱しています（**図3**）。
　・抗凝固／脳卒中予防（A：Anticoagulation／Avoid stroke）
　・症状のコントロール（B：Better symptomcontrol）
　・併存症・心血管リスク因子の管理のための生活介入
　　（C：Comorbidities／Cardiovascular riskfactor management）
——の3つです。

図3 ◎ 欧州心臓病学会（ESC）が提唱する心房細動の包括的管理の考え方（ABC パスウェイ）（文献2、3より一部改変）

A 抗凝固／脳卒中予防
Anticoagulation / Avoid stroke
DOACやワルファリンによる抗凝固療法

B 症状のコントロール
Better symptom control
QOLや患者の意向を重視したレートコントロールとリズムコントロール

C 併存症と心血管リスクの管理
Comorbidities / Cardiovascular risk factor management
併存症の管理、生活習慣の是正など

Aは、脳卒中リスクの有無に応じて抗凝固薬を用いて心原性脳塞栓症を予防すること。Bは、心房細動そのものに対する治療で、β遮断薬やカルシウム拮抗薬による心拍数のコントロール、あるいは抗不整脈薬やカテーテルアブレーションによって心房細動そのものを抑え、洞調律を維持しようとする治療です。

　そして、重要なのがCで、血圧や血糖、肥満、睡眠時無呼吸症候群など心房細動のリスクとなる併存疾患、心血管リスク管理、食生活や運動など生活習慣の是正が求められます。これを行わなければ心房細動患者の予後は改善しません。「心房細動」を治療するのではなく、「心房細動を有する患者」を治療・管理するという意識が大事なのです。

　具体的な治療については後述しますが、ぜひ薬剤師の皆さんも、このA、B、Cの3つの治療・管理がしっかり行われているかを意識しながらフォローアップするようにしてください。

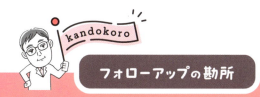

フォローアップの勘所

心房細動の患者には、①脳卒中の治療、②症状の治療、③併存症・心血管リスク因子の管理——の3つが十分かを常に意識しよう。

参考文献
1) Heart Rhythm.2016;13:1418-24.
2) Nat Rev Cardiol.2017;14:627-8.
3) Eur Heart J 2020;42:373-498.

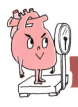

心房細動の薬物治療❶

抗凝固療法

出血と塞栓症の両面に配慮を

　心房細動の包括的管理の考え方（ABC パスウェイ）のうち、まずは心原性脳塞栓症を予防する治療の主軸である「抗凝固療法」について解説しましょう。

　心房細動が起こると、心房内の血液がうっ滞してフィブリンという凝固に関わる蛋白質が主体の血栓が生じ、脳血管に飛んで詰まらせる「心原性脳塞栓症」を引き起こすことがあります。そのためリスクのある患者には、血液凝固因子の働きを阻害するワルファリンカリウム（商品名ワーファリン他）や直接阻害型経口抗凝固薬（DOAC）といった抗凝固薬による抗凝固療法が必要となります。

　ただし、全ての心房細動患者が心原性脳塞栓症を起こすわけではありません。血栓形成の引き金には活性化された血小板の存在が必要で、その原因となるのが心血管の内皮障害、すなわち動脈硬化です。

　日本循環器学会 / 日本不整脈心電学会の「2020年改訂版 不整脈薬物治療ガイドライン」では、患者ごとに $CHADS_2$ スコアなどを用いて脳梗塞

のリスクを評価して抗凝固療法を実施するよう示しています（図1）。これは、年齢や心不全、高血圧、糖尿病、脳梗塞の既往の有無などによって点数化されたもので、1点以上なら抗凝固療法が推奨されます。

例えば60歳で、心不全や高血圧など合併症のない患者では心原性脳塞栓症リスクが低く、抗凝固療法のメリットが少ないため、抗凝固薬が処方されない場合もあります。

図1◎心房細動における抗凝固療法の推奨

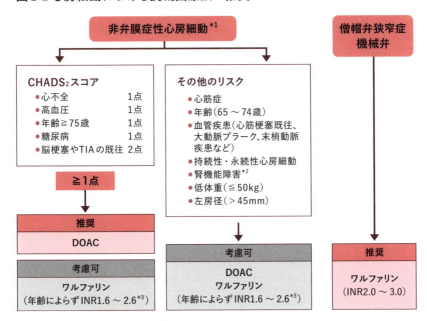

*1：生体弁は非弁膜症性心房細動に含める
*2：腎機能に応じた抗凝固療法については、本ガイドライン3.2.3 どのDOACを用いるかの選択および表36を参照
*3：非弁膜症性心房細動に対するワルファリンのINR 1.6〜2.6の管理目標については、なるべく2に近づけるようにする。脳梗塞の既往のある二次予防の患者や高リスク（CHADS₂スコア3点以上）の患者に対するワルファリン療法では、年齢70歳未満ではINR2.0〜3.0を考慮

日本循環器学会／日本不整脈心電学会「2020年改訂版 不整脈薬物治療ガイドライン」https://www.j-circ.or.jp/cms/wp-content/uploads/2020/01/JCS2020_Ono.pdf　2024年10月閲覧

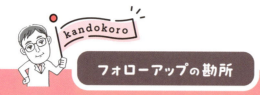

抗凝固療法の対象は、塞栓症のリスクとの兼ね合いで決まることを知っておこう。

DOACは減量基準を必ず確認

　抗凝固療法について、現在では非弁膜症性心房細動に対して基本的にはDOACが選択されます。DOACはワルファリンと比較して頭蓋内出血の発生率が低いことが明らかになっていること、加えて、食事や他の薬剤の影響が少ないことなどが理由です。

　詳しくは後述しますが（141ページ参照）、心房細動で新規にワルファリンを選択されるケースとしては、高度腎機能障害を有する患者やリウマチ性僧帽弁狭窄症などの弁膜症性心房細動患者、人工（機械）弁置換術を受けている患者などがあります。

　現在、我が国で使用できるDOACは**表1**に示す4種類です。DOAC同士を直接比較した臨床試験はなく、効果や安全性における製剤間の差は明らかではありません。そのため、患者の臨床背景や併存疾患、併用治療などによって選択されることが多いでしょう。

用法については、ダビガトランエテキシラートメタンスルホン酸塩（プラザキサ）、アピキサバン（エリキュース）は1日2回服用なのに対して、リバーロキサバン（イグザレルト）、エドキサバントシル酸塩水和物（リクシアナ）は1日1回服用です。腎機能低下時の禁忌基準は、ダビガトランはクレアチニンクリアランス（CCr）30mL/分未満、それ以外は15mL/分未満です。

　DOACには標準用量と低用量（減量）があり、添付文書に減量基準が示されています（**表1**）。減量基準は、薬剤ごとに年齢、体重、腎機能（クレアチニン[Cr]値もしくはCCr）、併用薬などによって決められています。

表1 ◎ 非弁膜症性心房細動に対するDOACの用法・用量設定基準

	ダビガトラン	リバーロキサバン	アピキサバン	エドキサバン
用法・用量	150mg1日2回	15mg1日1回	5mg1日2回	60mg1日1回
減量用法・用量	110mg1日2回	10mg1日1回	2.5mg1日2回	30mg1日1回
減量基準	・CCr＜50mL/分 ・P糖蛋白阻害薬 ・年齢≧70歳 ・消化管出血既往 （ダビガトランでは減量考慮基準）	CCr＜50mL/分	以下の2つ以上に該当 ・血清Cr≧1.5mg/dL ・年齢≧80歳 ・体重≦60kg	以下のいずれかに該当 ・CCr＜50mL/分 ・P糖蛋白阻害薬 ・体重≦60kg
腎機能低下による禁忌	CCr＜30mL/分	CCr＜15mL/分	CCr＜15mL/分	CCr＜15mL/分

日本循環器学会/日本不整脈心電学会「2020年改訂版 不整脈薬物治療ガイドライン」https://www.j-circ.or.jp/cms/wp-content/uploads/2020/01/JCS2020_Ono.pdf　2024年10月閲覧

なお、エドキサバンの用法・用量については表1に示す以外に、低用量の15ｍｇ1日1回投与があります。高齢の患者（80歳以上を目安）で、かつ（1）頭蓋内・眼内・消化管等重要器官での出血の既往、（2）低体重（45kg以下）、（3）CCr15mL/分以上30mL/分未満、（4）非ステロイド抗炎症薬（NSAIDs）の常用、（5）抗血小板薬の使用──のうち1つ以上を有し、同薬の通常用量または他の経口抗凝固薬の承認用量では出血リスクのため投与できない場合に適応されます。

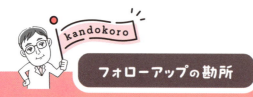

フォローアップの勘所

DOACが初めて処方されたら、減量基準を満たしていないか留意しながら、必ず用法・用量の確認を。

腎機能は年齢とともに低下する

　DOACについては、初めて処方された場合はもちろん、定期的に用法・用量設定基準と照らし合わせて確認する必要があります。図2は、ある患者の血清クレアチニン（SCr）値の推移です。高血圧や心房細動などがあったものの、75歳の初診時では値は0.8mg/dL程度、クレアチニンクリアランス（CCr）は50mL/分程度でした。それが、加齢に伴い79歳を超えた頃から急激に腎機能が悪化し、SCr1.4mg/dL、CCr27mL/分

程度になっています。

　DOACは長年服用する薬だけに、いつの間にか年齢が超えていた、腎機能や体重が基準を下回っていたといったことがないよう、導入時はもちろん、その後も忘れずに定期的に確認する必要があります。

図2◎加齢による血清クレアチニン（SCr）値の変化の一例 （筆者による）

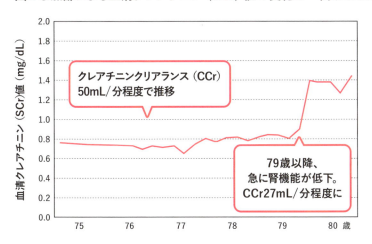

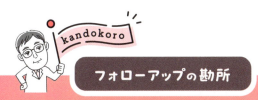

フォローアップの勘所

DOACを継続服用している場合は、定期的に腎機能や体重などを確認して用量をチェックしよう。

安易な減量にはデメリットも

　一方で、安易な減量は塞栓症の予防効果を落とすことになりかねないことも、十分認識しておきましょう。

　例えば、エドキサバンは前述の通り、標準用量の60mg/日、低用量30mg/日に加えて、さらに低用量の15mg/日の用法・用量があります。15mg/日は、前述の基準に該当し、かつ出血リスクのため同薬の通常用量あるいは他のDOACの承認用量で投与できない患者とされています。従って、高齢であっても30mg/日で問題なければ、前もって15mg/日に減量することはありません。

　抗凝固薬の服用は血栓予防と出血の綱引きです。出血には十分注意が必要ですが、本来の目的である血栓塞栓症予防を忘れてはいけません。

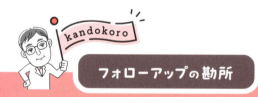

DOAC服用中の患者は、減量基準の順守が重要。安易な減量は、塞栓症の予防効果を落とすことになりかねないことを認識しておこう。

ワルファリンの適応とPT‐INR

　昨今では、処方の機会が随分減ったものの、ワルファリンカリウム（ワーファリン他）を必要とする患者もいます。例えば、弁膜症性心房細動患者ではワルファリンと同等あるいはそれを超えるDOACの有用性は証明されておらず、ワルファリンを用いた抗凝固療法が必要です。

　この「弁膜症性」という言葉が少し難しいのですが、ガイドライン上は僧帽弁狭窄症と機械弁置換術後のみが「弁膜症性」扱いとなっており、それ以外は「非弁膜症性心房細動」とされます。DOACの添付文書上の効能・効果は「非弁膜症性心房細動患者における虚血性脳卒中及び全身性塞栓症の発症抑制」ですから、僧帽弁狭窄症、機械弁の患者はワルファリンによる抗凝固療法が必要となります。

　他に、腎機能が悪くてDOACが使えない患者（CCr15mL/分未満）や、心筋梗塞後などに生じる心内血栓でDOACで十分予防・溶解にできない場合は、ワルファリンを使用することになります。

　ワルファリン投与中は、定期的にプロトロンビン時間国際標準比（PT-INR）を測定し、それに応じて同薬の用量を調整していきます。「2020年改訂版 不整脈薬物治療ガイドライン」では、脳梗塞既往のない一次予防かつ比較的低リスク（例えばCHADS$_2$スコア2点以下）の患者では年齢によらずINR1.6～2.6、脳梗塞既往を有する二次予防の患者や高リスク患者（例えばCHADS$_2$スコア3点以上、がん患者など）では70歳以上で1.6～2.6、70歳未満で2.0～3.0で管理するよう推奨されています。これらの目標範囲を目安にワルファリンの用量を調節します

が、日本人では3.5mg/日程度の処方が多いでしょう。

　もっとも、ワルファリンの主な代謝酵素である薬物代謝酵素チトクロームP450（CYP）2C9が欠損した人たち（プアメタボライザー）が日本では約4％いるとされており、その人たちはワルファリンの代謝が滞ることから、より低用量、具体的には2mg/日程度の処方となることがあります。

　薬物動態においては、ワルファリンは半減期が長いのと蛋白結合率が98％と高いのが特徴です。蛋白結合率が高いことから、血中アルブミン濃度が低下した時の影響が大きくなります。遊離型のワルファリンが増えて効果が増強されます。

　食事が十分に摂れない、出血があるといった場合には、アルブミン値が低下しPT-INRが上がる（効き過ぎる）ことがあるため、要注意です。

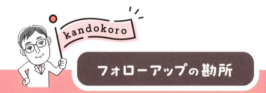

フォローアップの勘所

ワルファリン服用患者は、アルブミン値に留意し、低下時には効果増強がないかに目配りを。

ビタミンKやCYP阻害薬に注意

　ワルファリンは、食品を含め注意すべき相互作用が多いことで知られています。特に問題になるのは、何といってもビタミンKです。大量に摂取すると、ビタミンK依存性凝固因子の合成が進むためワルファリンの効果が低下します。

　納豆はビタミンKを多く含む上に、腸内で納豆菌がビタミンKを産生するため、特に避けるべきでしょう。納豆1パック（約50g）の摂取であっても、48時間以上ワルファリンの効果が抑制されます。

　一方、抗菌薬では腸内細菌抑制作用によりビタミンK産生が抑制され、ワルファリンの効果が増強するなど、注意を要します。

命に関わる相互作用も

　ワルファリンの光学異性体であるS-ワルファリンは抗凝固作用が強く、肝代謝酵素であるCYP2C9で代謝されます。このためCYP2C9に関連する相互作用についても注意が必要です。

　CYP2C9を阻害するブコローム（パラミヂン）やアミオダロン塩酸塩（アンカロン他）、フルバスタチンナトリウム（ローコール他）、H_2受容体拮抗薬のシメチジン（タガメット他）、プロトンポンプ阻害薬のオメプラゾール（オメプラール他）などを併用すると、ワルファリンの効果が増すことが知られています。

他にも、カペシタビン（ゼローダ他）もCYP2C9を阻害しワルファリンの効果を増強します。出血による死亡例の報告があり、添付文書では併用時には血液凝固能検査を定期的に行い慎重に投与するよう示されています。

　一方、カルバマゼピン（テグレトール他）、リファンピシン（リファジン他）、フェニトイン（アレビアチン、ヒダントール）などはCYP2C9を誘導し、ワルファリンの効果を減弱させます。

　抗凝固薬の場合、効果減弱が文字通り"命取り"になることがあるため、十分注意してください。その一例として、私が以前に経験した、僧帽弁置換術後の患者がワルファリンを服用中にカルバマゼピンを服用したことが原因で急性心不全に至ったケースを紹介しましょう。

　患者は70歳男性。僧帽弁置換術（機械弁）の後、血栓塞栓予防のためワルファリンカリウム（ワーファリン他）3mg／日が投与され、PT-INRは2.0程度でコントロールされていました。その後、PT-INRが1.2となったため、ワルファリンを3.5mgに増量しましたが、その1カ月後に血栓によって2葉からなる機械弁のうち1葉に血栓が付着して開閉がうまくいかなくなり、急性心不全を併発、緊急入院して再手術となりました。

　後で分かったことですが、実はこの患者は三叉神経痛のため他院神経内科を受診し、2カ月ほど前からカルバマゼピンを服用しており、CYP2C9の誘導薬であるカルバマゼピンとの併用によってワルファリンの代謝の亢進、抗凝固効果の低下が疑われました。カルバマゼピンが併用されているのであれば、PT-INRの上昇を生理的なものと捉えて少しずつワルファリンを増量していては間に合いません。同薬を高用量に増

量する必要があったのです。

　カルバマゼピンは三叉神経痛や片頭痛などで処方されることも少なくありません。他医療機関からの処方には主治医も気付けないことが少なくありません。ぜひ薬剤師の皆さんがこうした危険な相互作用を食い止める1人になってください。

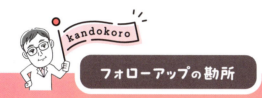

CYP阻害・誘導薬との併用は十分な注意を。併用されている場合は、PT-INRの動きを注意深く観察しよう。

頭蓋内と消化管の出血に注意

　抗凝固薬服用中の患者は出血性合併症のリスクが常に伴うため、十分なモニタリングが必要です。

　頻度と転帰の観点から、特に注意が必要なのは頭蓋内出血と消化管出血です。脳内出血のリスク因子としては、高血圧、高血糖、喫煙、アルコール摂取などが挙げられますので、これらの管理が重要になります。

また、高齢者では、転倒に伴う頭部打撲による頭蓋内出血にも要注意です。頭蓋内出血の中でも慢性硬膜下血腫は、受傷直後は問題なくても時間とともに血腫が徐々に大きくなり、1〜2カ月くらいたったころに頭痛や麻痺、しびれ、また認知障害のような症状が出現することがあります。

　ただし、よく目にする皮下出血など小出血は、必ずしも命に関わるような大出血の予知にはならないとされています。不安に駆られて抗凝固薬の自己中止や減量などしないよう、患者にも丁寧に指導する必要があります。

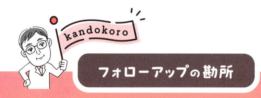

フォローアップの勘所

抗凝固薬の服用患者には、頭部打撲に気を付けること。頭をぶつけるなどしたら、一定期間は慎重に経過を観察するよう伝えよう。

「便や尿に血が混じる」は放置しない

消化管出血については、特にDOACが使用されるようになってから服薬開始早期より遭遇することが多くなった印象があります。

患者には、下血や吐血があった場合はもちろん、黒色便や血が混じった便、血が混じった尿が出た時には放置せずに受診するよう、伝えましょう。消化器系疾患や泌尿器系疾患の早期発見につながる場合があります。また、高齢者では大腸憩室出血による下血が多い点も押さえておきましょう。

服薬アドヒアランスについては、特にDOACは血中濃度の半減期が12時間程度と短いことから、飲み忘れると十分な血中濃度が得られない時間帯が生じる可能性があることに注意が必要です。定期的に残薬の有無を確認して、飲み忘れがある場合には、防ぐ工夫を講じるようにしてください。

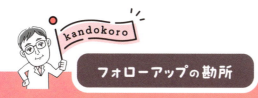

フォローアップの勘所

消化管出血は投与開始後、早い時期に特に注意。便や尿の状態を確認し、血が混じっていたら放置せず受診するよう促す。

PART 2 心房細動

心房細動の薬物治療❷

レートコントロール

脈拍数と症状に着目してフォローアップを

　次にABCパスウェイのうちBの症状コントロールについて、見ていきましょう。心房細動の症状軽減のための治療は「レートコントロール」と「リズムコントロール」に大別されます。

レートコントロール（心拍数調節）
　心室の収縮頻度（心拍数）を調節し、患者の自覚症状改善や頻脈による心機能低下を予防（左室機能の維持）する治療
リズムコントロール（洞調律維持）
　心房細動自体を抑え、洞調律を維持しようとする治療

　両者は、いずれを選択した患者においても生命予後や心血管イベントに大差ないことが示されており[1,2]、各患者の選好や治療のリスク・ベネフィットを考慮して選択されます。

　薬物治療の面から見ると、心房細動が持続していればレートコントロール療法が優先されることが多いでしょう。

レートコントロールには、(1)房室結節伝導抑制作用を有するβ遮断薬、(2)非ジヒドロピリジン系カルシウム（Ca）拮抗薬、(3)ジゴキシン（ジゴシン他）──の3種類が主に使われます。

心拍数調節の目的は

レートコントロールの治療目的は、症状によるQOLの低下を防ぐことと、左室機能の維持の2点です。

心房細動による症状の主な原因の1つは頻拍です。頻拍が続くことで動悸や胸部不快感などが起こります。

その他、心不全症状が起こることもあります。心拍出量は1回拍出量×心拍数であり、通常は心拍数が増加すると心拍出量も増加します。しかし、心拍数が約120回／分を超えると、心臓に血液を満たす時間が短くなり1回拍出量が減って心拍出量はむしろ減少してしまいます。そのことによって息切れやうっ血、浮腫などの心不全症状が表れます。頻脈性心房細動の患者は、心拍数を低下させることで症状が大きく改善するケースが多いといえます。

また、心房細動によって頻拍が持続することで左室駆出率（LVEF）が低下する場合があります（頻脈依存性心筋症）。その予防のためにも心拍数のコントロールが必要となります。

では、心拍数はどのくらいであればよいのでしょうか。それには、心房細動患者を対象に、レートコントロールを緩やかに行った群と、厳格に行った群を比較したRACE II試験が参考になります[3]。

　同試験によると、安静時の心拍数を110回/分未満とした群と80回/分未満とした群では、心血管死、心不全入院などにおいて差がみられませんでした。しかも前者は後者に比べて目標心拍数達成までの受診回数や治療薬の投与量、治療薬の併用が少ないという結果でした。

　一般に、100回/分を超えると頻拍とされますが、心房細動の患者のレートコントロールは90～100回/分程度まで下げられれば十分であり、80回/分を全て目指す必要はないといえます。

　ただし、緩やかな心拍数コントロールでもよいという、この試験で得られた結論は、あくまで心血管イベント予防の観点から示されたものであることに注意が必要です。

　症状改善というゴールの視点からは、至適心拍数は人によって異なる場合があります。心拍数80回/分台でも動悸や息切れを覚える人もいるなど個人差が大きいので、その患者に合わせた目標値を設定する必要があります。

　そのため、患者の日々の活動量や運動量を把握して、その時々における症状の有無について確認することが求められます。

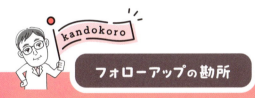

フォローアップの勘所

心房細動患者のレートコントロール目標は90〜100回/分で十分。数値だけでなく症状や生活への支障についても確認しよう。

β遮断薬・Ca拮抗薬・ジゴキシンはどう選択？

　レートコントロールに使われる主な3剤（β遮断薬、Ca拮抗薬、ジゴキシン）のうち、どれが選択されるかは心機能低下の有無が1つの基準となります。

　「2020年改訂版 不整脈薬物治療ガイドライン」では、LVEFが保たれていればβ遮断薬もしくは非ジヒドロピリジン系Ca拮抗薬のベラパミル塩酸塩（ワソラン他）かジルチアゼム塩酸塩（ヘルベッサー他）から選択するよう示しています（図1）。

図1◎頻脈性心房細動に対する心拍数調節療法の治療指針

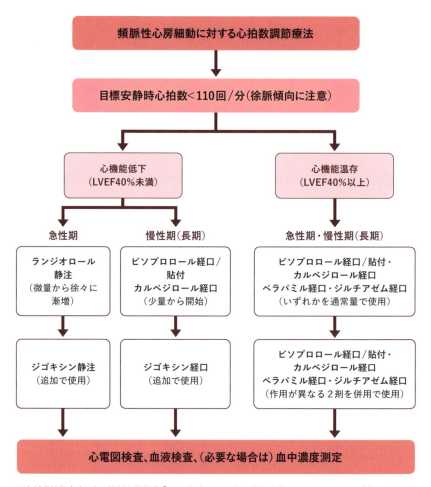

日本循環器学会/日本不整脈心電学会「2020年改訂版 不整脈薬物治療ガイドライン」https://www.j-circ.or.jp/cms/wp-content/uploads/2020/01/JCS2020_Ono.pdf　2024年10月閲覧

実際には、心機能低下の有無にかかわらずβ遮断薬が第一選択とされることが多いといえます。同薬は、心不全を合併した不整脈患者に対してビソプロロールフマル酸塩（メインテート他）とカルベジロール（アーチスト他）のみが保険適用となっていますので、この2剤のどちらかが使われることがほとんどだと思います。

　β遮断薬が使いにくい場合は、心機能が保たれていれば（LVEF40%以上）Ca拮抗薬を、心機能低下例であればジゴキシンを少量から使うこともあります。

　例えば80歳以上の超高齢者では、心拍数が下がり過ぎたり、血圧低下、心抑制（心筋収縮力を抑制するなど心臓の働きを抑える効果）のために、β遮断薬では調整が難しいことがあります。

　また、気管支喘息の患者もβ遮断薬の投与を避けた方がよいです。非選択性β受容体遮断薬であるカルベジロールは気管支喘息を悪化させることがあります。喘息以外に慢性閉塞性肺疾患（COPD）、閉塞性動脈硬化症、低血糖などを助長させる可能性もあります。なお、肝代謝型薬物であるため腎機能に応じた用量調整は必要ありません。

　一方、$β_1$受容体選択性が高いビソプロロールはCOPD等肺疾患例にも使用しやすい面がありますが、それでも、気管支喘息の症状悪化がみられることがあります。ビソプロロールは尿中未変化体率が50％程度あり、腎機能が低下した患者に使用する際は少し注意が必要です。

　非ジヒドロピリジン系Ca拮抗薬（ベラパミルまたはジルチアゼム）は、

Ca^{2+}チャネル遮断作用によって心収縮力低下（陰性変力作用）が起こり得るため、心機能が保たれた症例での使用に限られます。

　両剤はともに薬物代謝酵素チトクロームP450（CYP）3Aで代謝される肝代謝型薬剤のため、重度の肝機能障害（肝硬変）患者では減量または投与を避ける必要があります。また、血圧を下げることもあるため、高齢者では特に血圧の変化や立ちくらみなどにも注意を払うことが望まれます。

　ジゴキシンは心抑制作用がなく心機能低下例にも使用できる点や、血圧を下げずに心拍数のみを下げる点などメリットも多い薬です。ただし、治療域が狭く、過量投与による中毒には十分な注意が必要です。

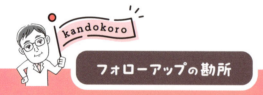

レートコントロール薬の選択は、心機能低下の有無が鍵となる。β遮断薬、カルシウム拮抗薬、ジゴキシン、それぞれの特徴と使いどころを押さえておこう。

まずは脈拍数の確認から

　心房細動のレートコントロール療法を受けている患者へのフォローアップは、服用薬の種類によらず、脈拍数をチェックすることから始めましょう。

　まずは、徐脈がないか確認してください。薬局で検脈できればいいのですが、難しければ血圧手帳を見せてもらって把握するようにしましょう。β遮断薬とCa拮抗薬については降圧作用もありますから、患者に家庭血圧の測定・記録を促し、薬局では血圧と脈拍をセットで確認するといいでしょう。

　具体的には、脈拍は60回/分前後、血圧は収縮期血圧が100mmHgが1つの基準です。下回っていないかを確認しましょう。心房細動でも過度な徐脈になるとふらつきやめまい感、息切れが出ることがあります。

　血圧値は、若干低くても（90mmHg台でも）、ふらつきやめまい、立ちくらみなどがなければ慌てる必要はありませんが、それらの症状が出ている場合は、すぐに医師に情報提供するようにしましょう。数値が低い状態が続いている場合は自覚症状をヒアリングした上で、医師に伝えるようにするとよいでしょう。

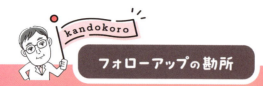

ふらつき、めまいの有無の確認とともに、血圧手帳で脈拍60回/分、収縮期血圧100mmHgを下回っていないかチェック。

喘息症状の悪化がないか確認

　喘息患者にβ遮断薬が投与されている場合は、喘息の悪化がないか症状を確認するようにしてください。

　非ジヒドロピリジン系Ca拮抗薬は、陰性変時作用による徐脈・洞停止や房室ブロックが起こり得ます。めまい、眼前暗黒感の他、不整脈の増悪、特にこれまでとは異なる脈の異常を感じていないか、確認してください。

　ジゴキシン服用者には、悪心や食欲低下などジギタリス中毒の症状の有無を必ずチェックしましょう。他に、めまいや頭痛などとともに、光をまぶしく感じる羞明や目がかすむ霧視、黄視などの視覚異常の確認もお願いします。同薬は血中濃度半減期が長く、服用開始後7日以降に定常状態となります。従って、初めて処方された時には1週間目くらいの体調変化に十分気を付けてください。

また、長期にわたって服用しているうちに、加齢に伴って生理機能が低下し、同じ投与量でも過剰投与となることがあり得ます。また、夏場は急に腎機能が悪化して血中濃度が上昇したりすることもあります。飲水量や食事の摂取状況を聞いて、脱水には十分注意するよう指導しましょう。

　このような生理機能の変化に対応するため、ジゴキシンは血中薬物濃度を定期的に測定することが勧められます。腎機能を含めた血液生化学検査や血中濃度測定の有無を患者に聞き、間隔が空いているようなら、医師に検査の実施を働きかけられるといいでしょう。

参考文献
1) N Engl J Med 2002；347：1825-33.
2) Circ J 2009；73：242-8.
3) N Engl J Med 2010；362：1363-73.

心房細動の薬物治療❸

リズムコントロール

「普段と違う動悸」などの症状を見逃すな

　心房細動の症状を軽減させるための治療は、心室の収縮頻度（心拍数）を調整して自覚症状や頻脈による心機能低下を防ぐ（左室機能の維持）レートコントロールと、心房細動自体を抑え、洞調律を維持しようとするリズムコントロールに大別されます。

　リズムコントロール（洞調律維持療法）については近年、カテーテルアブレーションによる非薬物治療が主流となってきていますが、薬物治療の役割もまだまだ大きく、抗不整脈薬が処方されている患者も少なくありません。

　抗不整脈薬は心筋細胞の活動電位に及ぼす作用によって、I群（ナトリウム［Na^+］チャネル遮断）薬、II群（β遮断）薬、III群（カリウム［K^+］チャネル遮断）薬、IV群（カルシウム［Ca^{2+}］チャネル遮断）薬——に分類されます（**図1**）。I群薬はさらに活動電位の持続時間（心電図でQT間隔に相当）への影響によって、Ia群薬（延長）、Ib群薬（短縮）、Ic群薬（不変）——の3群に細分されます（Vaughan Williams分類）。

図1 ◎ Vaughan Williams分類に基づく主な抗不整脈薬

(カッコは主な商品名、筆者による)

I群（Na⁺チャネル遮断）薬

Ia群 シベンゾリンコハク酸塩（シベノール）、ジソピラミド（リスモダン）、ピルメノール塩酸塩水和物（ピメノール）、プロカインアミド塩酸塩（アミサリン）、キニジン硫酸塩水和物

Ib群 リドカイン塩酸塩、メキシレチン塩酸塩（メキシチール）、アプリンジン塩酸塩（アスペノン）

Ic群 ピルシカイニド塩酸塩水和物（サンリズム）、フレカイニド酢酸塩（タンボコール）、プロパフェノン塩酸塩（プロノン）

心筋の活動電位に対する作用（Na⁺）

II群（β遮断）薬

ビソプロロールフマル酸塩（メインテート）、カルベジロール（アーチスト）、プロプラノロール塩酸塩（インデラル）、ランジオロール塩酸塩（オノアクト）※

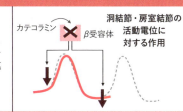

洞結節・房室結節の活動電位に対する作用（カテコラミン／β受容体）

III群（K⁺チャネル遮断）薬

ニフェカラント塩酸塩（シンビット）※、ソタロール塩酸塩（ソタコール）、アミオダロン塩酸塩（アンカロン）

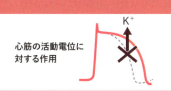

心筋の活動電位に対する作用（K⁺）

IV群（Ca²⁺チャネル遮断）薬

ジルチアゼム塩酸塩（ヘルベッサー）、ベラパミル塩酸塩（ワソラン）、ベプリジル塩酸塩水和物（ベプリコール）

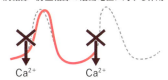

洞結節・房室結節の活動電位に対する作用（Ca²⁺、Ca²⁺）

※は注射薬のみ

I群、III群薬はどう使い分ける？

　これらのうち、心房細動のリズムコントロールに主に用いるのはI群薬とIII群薬です。

　その選択に当たっては、器質的心疾患の有無がポイントとなります（**図2**）。「2020年改訂版 不整脈薬物治療ガイドライン」では心不全例や肥大型心筋症などの器質的心疾患がなければ、I群薬のピルシカイニド塩酸塩水和物（商品名サンリズム他）、シベンゾリンコハク酸塩（シベノール他）、フレカイニド酢酸塩（タンボコール他）などが推奨されています。

　I群薬は、心筋活動電位（興奮）の立ち上がりに寄与するNa^+の流入を抑制することで不整脈（異所性興奮）を抑え込みます。興奮の立ち上がりの遅れは、細胞と細胞との間の興奮伝播の遅れ（伝導遅延）にもつながるため、伝導ブロックという形でも不整脈を抑えます。

　ただし、I群薬には心機能抑制（陰性変力）作用があり、器質的心疾患を有する患者には使用できません。そのような患者には、III群薬であるアミオダロン塩酸塩（アンカロン他）が推奨されています。III群薬はK^+チャネルを抑制することで活動電位の持続時間を延長し、横から向かってくる異常な電気刺激をブロックする（不応期延長）ことで不整脈を抑えます。アミオダロンは陰性変力作用がほとんどなく、血管拡張作用も併せ持つことから低心機能や心不全例にも使用可能となります。

図2 ◎ 心房細動に対する除細動施行のフローチャート

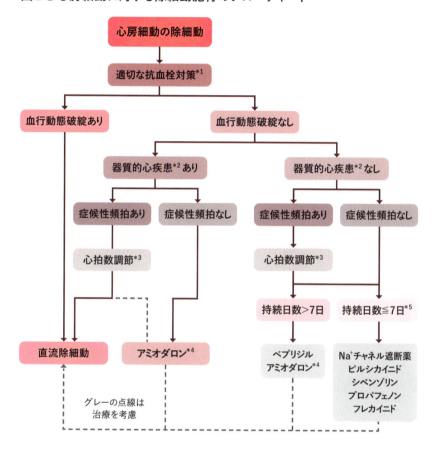

*1：48時間以内の発症を確認できない症例では、経食道エコーで心内血栓を否定するか、3週間以上の適切かつ十分な抗凝固療法を行う
*2：肥大心、不全心、虚血心
*3：血行動態が破綻しなくとも症候性の頻拍を来している症例では、適切な心拍数調節を併用する
*4：アミオダロンの使用は、肥大型心筋症や心不全に合併した心房細動以外では保険適用外
*5：有効性と血栓塞栓合併症を減らす観点からは、48時間以内に実施することが望ましい

日本循環器学会/日本不整脈心電学会「2020年改訂版 不整脈薬物治療ガイドライン」https://www.j-circ.or.jp/cms/wp-content/uploads/2020/01/JCS2020_Ono.pdf　2024年10月閲覧

なお、I群薬の無効例や持続性心房細動にIV群に分類されるベプリジル塩酸塩水和物（ベプリコール他）が投与されることもあります。同薬はCa^{2+}チャネル遮断作用のみならず、Na$^+$チャネルやK$^+$チャネルの遮断作用も有します。

注意すべき催不整脈作用

　これらの抗不整脈薬を服用している患者に注意すべきは、何といっても催不整脈作用です。抗不整脈薬は、不整脈の抑制目的で使用されるにもかかわらず、不整脈の悪化や新たな不整脈を引き起こすことがあります。

　I群薬は、心房の伝導遅延を来すため心房内に大きなリエントリー（旋回する電気興奮）を形成しやすくなり、心房粗動を惹起します。心房細動と異なり心拍が規則的に速くなるため、「今までに感じたことがない動悸がする」と表現する人も少なくありません。運動などによって房室結節の伝導性が亢進すると、一気に心拍数が上昇し、失神や心室細動を引き起こす危険性があります。

　症例1は、ピルシカイニド服用中に心房粗動を起こした一例です。めまいを感じたのをきっかけに受診したことから事なきを得ました。同薬服用中の患者には、普段と異なる動悸や、目前が暗くなるようなめまいを感じたら、躊躇せずに受診するよう伝えてください。

症例1◎ピルシカイニド服用中に心房粗動を起こした患者

40歳、男性
ピルシカイニド50mg1回1カプセル、1日3回（150mg／日）を服用中。
【経緯】強い動悸とめまいを主訴に緊急受診。心電図で心房粗動を認めた（図A）。Na$^+$チャネル遮断作用によるリエントリー機序が示唆され、心房細動から心房粗動への移行と判断された。
【背景】5年前より睡眠不足や疲労時に動悸を自覚。2年前より動悸の頻度が増え、持続時間も延長。近医を受診し、動悸と一致して発作性心房細動を認め、ピルシカイニドの服用を開始。車を運転中に強い動悸とともに眼前暗黒感、意識が遠くなるような感じを自覚し、車を止め、安静にしていたら症状が改善したというエピソードがあった。

図A◎心房細動（上）と心房粗動（下）の心電図

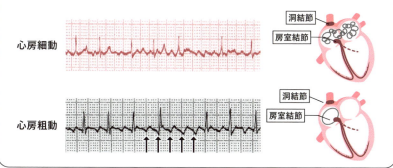

QT延長にも厳重注意

　Ⅲ群薬で起こり得る代表的な催不整脈は、QT延長に伴う心室頻拍です。

　QT間隔は、心電図上で心室の興奮の始まりを示すQRS波から、興奮がさめるT波の終わりまでを指します（図3）。K^+チャネル遮断作用が強くなると心電図のQT間隔が延長し、心筋では新たな活動電位（期外収縮）が発生したり、心室各所の不応期延長にばらつきが出ます（図4）。

　そうすると、その間隙を縫うように電気興奮が旋回する心室頻拍が発生することがあります。心電図上、心室頻拍の波形がねじれるような形をしているため「トルサード・ド・ポワンツ（Torsade de pointes：TdP）」と呼ばれ、QT延長に伴う心室頻拍に特徴的なものです。

　QT延長だけでは症状は呈しませんが、心室頻拍を引き起こすと心臓から十分な血液を送り出せず、めまいや眼前暗黒感、失神といった症状が起こります。心室頻拍が停止しなければ心室細動に移行し、突然死に至ることもあります。つまりQT延長は、突然死のリスクマーカーなのです。

　K^+チャネル遮断作用はⅢ群薬のみならず、Ⅰ群薬の一部やベプリジルも有しており、それらでもQT延長、心室頻拍の出現には要注意です。

　QT延長に伴う心室頻拍は過量投与や相互作用などによって血中濃度が上昇した場合はもちろん、常用量であっても起こり得ます。徐脈、低

K血症や低マグネシウム血症といった電解質異常を伴うと一気にQT間隔が延長する恐れがありますので、それらの患者背景にも目を配るようにしてください。

抗不整脈薬による催不整脈作用については、徐脈性不整脈も忘れてはなりません。Na^+チャネルやCa^{2+}チャネルの遮断作用は、心房や房室結節の伝導抑制から過度な徐脈を引き起こし、めまいや失神などが起こります。

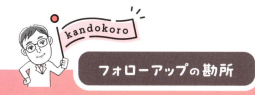

抗不整脈薬服用中の患者には頻脈や徐脈、めまいなどの症状がないか、常に確認しよう。特に、「いつもと違う動悸」には絶対注意！

QT延長症候群とトルサード・ド・ポワンツ

　QT延長とそれに伴う心室不整脈について、もう少し詳しく見ておきましょう。心電図は、心臓の電気的な変化を波形として表したものです。主にP波、QRS波、T波と3つの山があり、P波は心房の興奮、QRS波は心室の興奮、T波は心室の興奮からの回復を表しています。QT間隔とはQRS波の始まりからT波の終わりのことを指します（図3a）。

　通常、心筋細胞の膜電位は－90mVの負の電位で安定しています（静止電位）。そこに電気興奮が伝わってくると、まず－90mVで開口するナトリウム（Na^+）チャネルが開いてNa^+が細胞内に流入することで活動電位が一気に立ち上がり、膜電位は正へオーバーシュートします（図3b❶）。この過程は「脱分極」と呼ばれます。

　続いてカルシウム（Ca^{2+}）チャネルが開いてCa^{2+}が流入することで膜電位は正を維持し（同❷）、電気的に心筋細胞は興奮しているとされます。その後、カリウム（K^+）チャネルを介して細胞外へK^+が流出し、膜電位はもとの静止電位に戻ります（同❸）。この過程を「再分極」といい、心筋の興奮が冷めていく状態です。

　心電図におけるQT間隔は、心室の興奮の始まりから興奮の終わりまでの過程を反映しているといっていいでしょう。

図3 ◎ 心筋細胞の活動電位に及ぼす作用と心電図 (文献1を基に作成.)

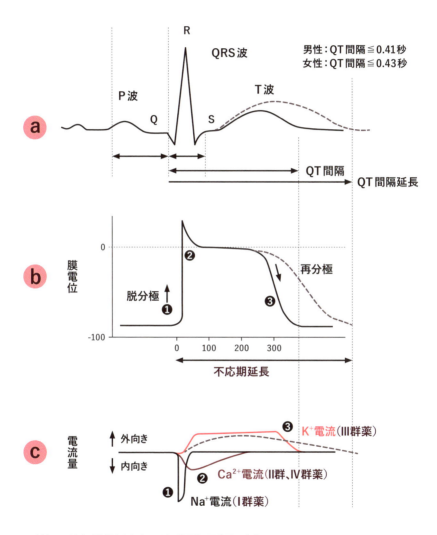

※点線はK⁺流出が抑制された時のT波、膜電位、電流量の変化

心筋細胞が脱分極（興奮）し、他からの刺激に反応しない時期を「不応期」と呼びます。心筋細胞の再分極、つまりK⁺流出が抑制されると、心筋の興奮がさめるまでの時間がかかり、この「不応期」が延長します。QT延長は、この状態を心電図上で見たものです。

　QT延長が生じると心室不整脈が起こりやすくなり、特にQRS波形が変化していく多形性心室頻拍が出現する危険性が高まります。その機序は次の通りです。

　QT延長が起こると静止電位まで膜電位がなかなか下がらないため、Ca^{2+}チャネルが再び開きCa^{2+}が流入して活動電位が発生してしまい、心室期外収縮（撃発活動といいます）となります。

　それとともに心室内に電気が回旋する回路を形成してしまいます。通常、正常心では心筋の興奮時間にあまりばらつきがありません（**図4a**）。しかし、QT延長状態での心筋の興奮時間は必ずしも一様に延長しているわけではなく、心室内で非常に延長している部分からそれほどでもない部分まで混在しており、「不応期」にばらつきが生じます（**図4b**）。

　そこに撃発活動による心室期外収縮が入り込むと、ばらついた不応期の間を抜けるように電気興奮が回旋して心室頻拍が発生します。この心室頻拍は、そのQRS波形が心電図上ねじれるように変化していく形から、「トルサード・ド・ポワンツ」と呼ばれています（**図5**）。

図4◎活動電位時間（不応期）のばらつきのイメージ(筆者による)

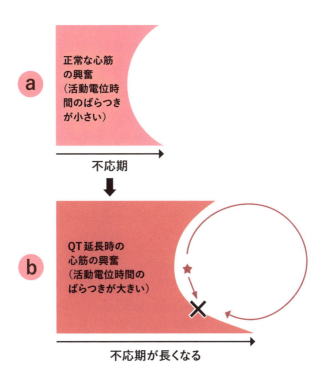

図5◎トルサード・ド・ポワンツを来した患者の心電図例

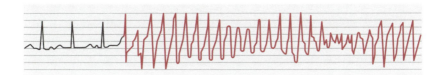

食思不振がきっかけになることも

　抗不整脈薬による催不整脈作用は、ちょっとした患者の訴えから発見できることが少なくありません。頻脈や徐脈、今までと異なる動悸、めまいや立ちくらみ（前失神状態）などがないかをチェックして、症状を自覚したらすぐに受診するよう促すことが大切です。

　嘔吐や下痢によって電解質バランスが崩れると催不整脈作用が助長されることもあります。また、生理機能の低下した高齢者では、水分の摂取不足や食思不振から脱水を招き、腎機能悪化から急激に血中薬物濃度が上昇したり、電解質異常から催不整脈を引き起こしかねません。

　ピルシカイニドやシベンゾリンなど腎排泄率が高い薬剤は、高齢者や腎機能低下患者では血中薬物濃度が上昇しやすく、服薬期間中は常に、症状が出ていないか、腎機能が低下していないかを確認するようにしてください。

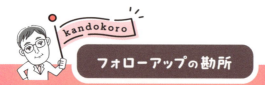

フォローアップの勘所

抗不整脈薬が処方された患者には、年齢と腎機能を必ずチェック！　食思不振などわずかな体調変化から催不整脈作用を引き起こすこともあるので、体調変化にも目配りを。

シベンゾリンとジソピラミド（リスモダン他）では低血糖にも注意してください。これらは、膵β細胞のATP感受性K⁺チャネルを抑制し、インスリンの分泌を促進し、低血糖を来しやすく、特に高齢者、糖尿病、肝障害、腎障害、栄養状態不良の患者では発現しやすいです。服用中の患者には、糖尿病がなくても低血糖の症状やその時の対処法を伝えておくことが大切です。

ジソピラミドやピルメノール塩酸塩水和物（ピメノール）など抗コリン作用を有する抗不整脈薬では、口渇や便秘、排尿障害などが起こり得ます。前立腺肥大症や緑内障などを有する患者には十分な注意が必要です。

心房細動はcommon diseaseであり、一般医が抗不整脈薬を処方することも多くあります。抗不整脈薬による安全なリズムコントロールには薬剤師のサポートが欠かせません。十分なフォローアップを期待します。

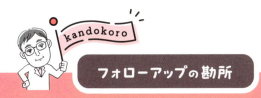

フォローアップの勘所

シベンゾリンなどが処方された患者には、あらかじめ低血糖の初期症状と対処法を伝えておき、症状の有無を確認しよう。

腎機能低下患者への投与量の目安は?

　腎機能が低下した患者に腎排泄型薬剤を投与すると、排泄遅延による効果増強が起こり得ます。添付文書に腎機能に応じた投与量が示されている場合はそれに準じますが、そうでない場合、1つの目安としてGiusti-Haytonの計算式を知っておくとよいでしょう（**表1**）[2]。投与する薬剤の尿中未変化体排泄率と、患者のクレアチニンクリアランス（CCr）から計算できます。

　例えば、CCr30mL/分の患者に対して、正常腎機能者にピルシカイニド塩酸塩水和物1回50mg、1日3回（150mg/日）投与するのと同じ効果を得るための投与量を計算してみましょう。

表1 ◎ 腎障害時の投与設計（Giusti-Haytonの計算式[2]）

腎障害時の投与量の目安

$$G = 1 - fe \times (1 - \overline{CCr}/CCr)$$

①投与間隔を一定にして投与量を変更する場合

$$D' = D \times G$$

②投与量を一定にして投与間隔を変更する場合

$$T' = T/G$$

fe:尿中未変化体排泄率、$\overline{CCr}$:患者のクレアチニンクリアランス（mL/分）、
CCr:正常腎機能クレアチニンクリアランス（=120mL/分）、D:正常腎機能例の1回投与量、
T:投与間隔（時間）

添付文書には、空腹時単回経口投与で24時間以内に75〜86％が未変化体として尿中に排泄されたと示されていますので、尿中未変化体排泄率は0.86として計算します。1日3回投与として1回の投与量を調節する場合と、1回投与量は成人常用量の50mgとして投与間隔を空ける場合に分けて、計算した結果は次の通りです。

ピルシカイニドの尿中未変化体排泄率（fe）＝0.86

$$G = 1-0.86 \times (1-30/120) = 0.36$$

①1日3回投与で投与量を変更する場合
$$D' = 50\,(mg) \times 0.36 = 18\,(mg)$$
②投与量を50mgにして投与間隔を変更する場合
$$T' = 8\,(時間)/0.36 = 22\,(時間)$$

　このように、CCrが30mL/分の患者であれば1回18mg1日3回となるので1回25mgでも多いことになります。あるいは1回50mgであれば、22時間、ほぼ1日に1回の投与でよいという計算になります。

　ただし、これはあくまで初期投与量時の目安です。実際には、その後の血中濃度や効果、症状を見ながら慎重に投与量を決めていく必要があることを忘れないでください。

参考文献
1) 臨床薬理 2006;37:83-7.
2) Drug Intel Clin Pharm.1973;7:382-7.

予後改善のために

合併症と心血管リスクの管理

併存症管理や生活習慣是正のサポートを

　心房細動の患者に対しては、脳塞栓症予防（抗凝固療法）、心不全予防や症状改善を目的とした心拍数調節（レートコントロール）や洞調律維持療法（リズムコントロール）に加えて、高血圧、心不全、冠動脈疾患、心臓弁膜症、肥満、糖尿病、慢性腎臓病（CKD）など併存症の管理、さらにはアルコールの多飲、運動不足、ストレス過多、睡眠不足といった心血管リスク因子を管理するための生活介入が非常に重要となります（**図1**）。

　これらの適切な管理は、心房細動の発症予防のみならず、発作頻度の抑制や、持続性心房細動への進展予防、心血管イベントの発症抑制につながると期待されます。

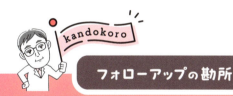

フォローアップの勘所

心房細動患者の予後改善には、併存症の管理や生活習慣の是正が重要となる。積極的な介入を。

図1 ◎ 心房細動の包括的リスク管理
（文献1を基に作成）

- **併存疾患の管理**
- **高血糖**　HbA1c10％以上の減少、目標HbA1c6.5％未満
- **高血圧**　ガイドラインに基づいた降圧管理
- **生活習慣の是正**
- **肥満**　体重10％以上の減量、目標BMI27未満
- **身体活動**　運動の適正化
- **喫煙**　禁煙
- **睡眠時無呼吸症候群**　診断と管理
- **心理的問題への対応**
- **脂質異常症**　ガイドラインに基づいた脂質管理
- **アルコール**　減酒、もしくは常飲者の場合は禁酒
- **患者の希望**

心房細動の包括的リスク管理

十分な血圧管理を

　中でも重要なのは血圧管理です。高血圧は、心房細動の発症における危険因子の1つであり、血圧管理は心不全や心原性塞栓、抗凝固療法中の出血性合併症の予防にもつながります。また、高血圧自体が心血管イベントのリスク因子でもあります。

　実際、幾つかの試験で、血圧が厳格にコントロールされた群では心房細動の発現率が低いといった結果が示されています。

　降圧治療では、日本高血圧学会「高血圧治療ガイドライン2019」で示されている通り、75歳未満、脳血管障害、冠動脈疾患、尿蛋白が陽性のCKD、糖尿病、抗血栓薬服用中の患者については130／80mmHg（家庭血圧125／75mmHg）を、75歳以上の患者などは140／90mmHg（家庭血圧135／85mmHg）を目標とします。

　75歳以上であっても130／80mmHg未満を目標とする併存疾患がある場合、忍容性があれば個別に判断して130／80mmHg（家庭血圧125／75mmHg）を目指すよう示されています。しかし、超高齢者ではこれがベストかどうかは明確になっていません。90歳前後の高血圧患者を対象としたトライアルは存在しないため、この年齢でどの程度を目標にすれば、脳卒中や心筋梗塞をどれだけ予防できるか、生命予後がどれだけ改善するか分かっていないからです。

超高齢患者ではむしろ過降圧の方がリスクであり、臓器血流を落とさない程度、つまりふらつきがない程度に血圧を保つことが大切です。脳血流量が低下してふらつき、転倒して大腿骨頸部骨折を起こせば寝たきりになりかねません。また腎血流量の低下によって急性腎障害を招くリスクもあります。

　従って、心臓弁膜症や大動脈瘤など特別な病気を合併していなければ、収縮期血圧140mmHg程度を目指せば十分ですし、160mmHgを超えたからといって慌てる必要はありません。大切なのは血圧値よりも患者の自覚症状です。ふらつきやめまいなどがないかに着目してください。

　なお、高齢者の場合、拡張期血圧はどうしても低めになります。普段の血圧管理や降圧薬の調節には収縮期血圧で考えるのでよいでしょう。

　降圧薬の選択については、糖尿病やCKDがあればレニン・アンジオテンシン系（RAS）阻害薬が推奨されますが、心房細動そのものに対しては推奨される降圧薬の種類はありません。十分かつ安全に降圧できることに重点が置かれます。

　CKDも心房細動のリスク因子になり得ますので、その管理が求められます。CKD管理においても十分な降圧と塩分制限は重要であり、さらに脱水の回避、動脈硬化の予防などが肝となります。心房細動に限った話ではありませんが、結局のところは、血圧と血糖、脂質管理が重要ということです。

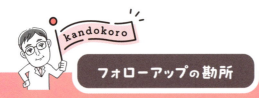

心房細動患者の予後改善には、併存症の管理や生活習慣の是正が重要となる。積極的な介入を。

減量や運動で発作抑制

　生活習慣に関しては、主に肥満の是正、定期的な運動、アルコール多飲を避けるよう指導してください。

　肥満については、肥満（BMI ≧ 27kg／㎡）を伴う心房細動患者に食事と運動による減量プログラムによって体重が10％減った群は、減らなかった群に比べ心房細動の非発現期間が長かったとの報告があります[2]。減量によって心房細動の発現が減ることを示した結果であり、薬物治療に匹敵する効果があることが分かります。

　定期的な運動も重要です。座りがちな生活をしている群は、日常的に中等度の運動をしている群に比べて心房細動の発症リスクが2.47倍というメタ解析の結果が示されています[3]。

　筆者の外来に通う発作性心房細動患者の中にも、毎日のウォーキングと週3回の軽いジョギングを続けることで、心房細動をうまくコントロール

している人がいます。当初は2日に1回程度、心房細動が起こり、発作時は仕事が続けられないほど症状が強かったのですが、運動を始めて発作がほとんど起こらなくなりました。60代と若く、併存疾患もないため服薬せずに経過観察を続けている患者です。

　全ての患者が運動だけで薬物治療の必要がなくなるわけではありませんが、大切な治療の1つといえます。

　過度な飲酒は心房細動を誘発することが知られており、平均2合（約4ドリンク）以上の飲酒では、心房細動の発症リスクが約2倍になると報告されています[4]。

　他にも、アルコール摂取と心房細動の関連を調べたメタ解析では、1日のアルコール摂取量が0.5単位（アルコール量10g）増えると、心房細動の発症率が8%増えることが示されています[5]。厚生労働省が推奨する1日1単位（同20g）に準じて、適正な飲酒量を保つよう指導してください（図2）。

図2 ◎厚生労働省が推奨する節度ある適度な飲酒量
（厚労省資料を基に作成）

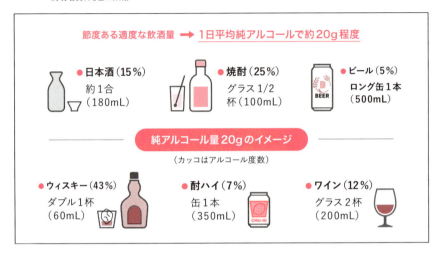

繰り返しの指導が重要

　このように体重や生活習慣が心房細動に与える影響は少なくありません。そのため筆者は、外来診療時に体重と運動の有無については全ての心房細動患者に毎回確認するようにしています。

　あとは、各患者の背景やその時の状況によって何を優先して指導するかを変えています。例えば、飲酒を好む人には「お酒を飲み過ぎていませんか」と毎回のように確認しますし、高齢者であれば「この1カ月はどのくらい体を動かしましたか」と運動についてより詳しく確認することも少なくありません。特に高齢患者は、運動不足になりがちです。30 〜 60

分程度のウォーキングを週3〜4回、もしくは4000歩/日を週4日程度を目安に運動するよう説明しています。

　生活習慣の是正について、患者自身も重要性は理解しているものの継続できないことが多いため、関わる医療者がそれぞれの立場から繰り返し伝える必要があると考えています。

　心房細動の治療・管理のゴールは、「心房細動を有する患者」の生命予後の改善、心房細動に伴う症状やQOLの改善です。薬剤師の皆さんも、常にそのことを念頭に置いて患者に関わってください。

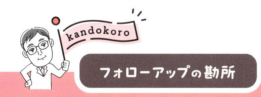

フォローアップの勘所

患者背景に応じて、治療や生活の管理が継続できているか、繰り返し確認しよう。

参考文献
1) Eur Heartj.2020;42:373-498.
2) J Am Coll Cardiol.2015;65:2159-69.
3) J Cardiovasc Electrophysiol.2016;27:1021-9.
4) Circ J.2017;81:1580-8.
5) J Am Coll Cardiol.2014;64:281-9.

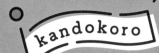

カンファレンスで学ぶフォローアップの勘所 PART 3

志賀剛先生

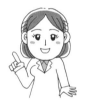

薬剤師のD子さん
外来業務に加えて在宅患者を複数人担当している。薬剤師歴10年の中堅薬剤師。

薬剤師のI夫さん
在宅を中心に活動する薬剤師。施設では医師の訪問診療にも同行。D子さんの同期。

志賀先生と2人の薬剤師が心不全や心房細動の症例についてカンファレンスを実施。患者の薬学管理・指導、医師への提案を考えます。

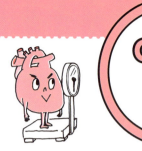
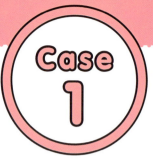

Case 1

70代の心不全患者が整形外科受診、気を付けたい処方は

70歳、男性
循環器内科で長年、降圧薬や糖尿病治療薬などを処方されている。腰痛のため2日前に近隣の整形外科で消炎鎮痛薬などが出された。身長164cm、体重70kg、血圧120〜130／70mmHg程度。左室肥大軽度、左室駆出率（LVEF）58％、軽度僧帽弁閉鎖不全、左房拡大あり。不整脈はない。
【疾患名】高血圧、慢性心不全、2型糖尿病、脂質異常症、高尿酸血症、胃食道逆流症
【検査結果】AST30U／L、ALT35U／L、尿素窒素（BUN）20.6mg／dL、血清クレアチニン（SCr）1.02mg／dL、推算糸球体濾過量（eGFR）56.1mL／分／1.73㎡、ナトリウム（Na）139mEq／L、カリウム（K）4.8mEq／L、クロール（Cl）102mEq／L、尿酸6.2mg／dL、LDLコレステロール82mg／dL、HDLコレステロール40mg／dL、中性脂肪204mg／dL、随時血糖146mg／dL、HbA1c7.2％、尿蛋白（±）、尿糖（−））

［処方箋1］循環器内科クリニックからの処方箋

(1)【般】ペリンドプリルエルブミン錠4mg　1回2錠（1日2錠）
　　【般】アムロジピン錠5mg　1回1錠（1日1錠）
　　【般】フロセミド錠20mg　1回1錠（1日1錠）
　　【般】スピロノラクトン錠25mg　1回1錠（1日1錠）
　　トラゼンタ錠5mg　1回1錠（1日1錠）
　　【般】ロスバスタチン錠5mg　1回1錠（1日1錠）
　　【般】フェブキソスタット錠20mg　1回1錠（1日1錠）
　　　　　1日1回　朝食後　28日分
(2)【般】エソメプラゾールカプセル20mg
　　　　　1回1カプセル（1日1カプセル）
　　　　　1日1回　夕食後　28日分
(3)【般】メトホルミン塩酸塩錠250mg：GL
　　　　　1回1錠（1日2錠）
　　パルモディア錠0.1mg　1回1錠（1日2錠）
　　　　　1日2回　朝夕食後　28日分

［処方箋2］整形外科クリニックからの処方箋

(1)【般】ロキソプロフェンNa錠60mg　1回1錠（1日3錠）
　　【般】レバミピド錠100mg　1回1錠（1日3錠）
　　　　　1日3回　朝昼夕食後　14日分

状態把握と処方妥当性の検討

紹介するのは70歳男性のケースです。患者は長年、近隣の循環器内科クリニックに通い、降圧薬や糖尿病治療薬など10種類を服用しています（処方箋1）。

さらに2日前に腰痛を訴えて整形外科クリニックを受診し、ロキソプロフェンナトリウム水和物（商品名ロキソニン他）などが処方されました（処方箋2）。このような患者が来局したら、どうしますか。

アセスメントする上で、まずは診断名と処方について考えたいと思います。患者は、高血圧、2型糖尿病、脂質異常症、高尿酸血症があり、心不全のタイプは、左室駆出率（LVEF）が58％なのでHFpEF（LVEFが50％以上）ですね。

左室駆出率（LVEF）による慢性心不全の治療方針を押さえておこう。
⇒46ページ

ループ利尿薬のフロセミド（ラシックス他）は心不全のうっ血解除を目的に、アンジオテンシン変換酵素（ACE）阻害薬のペリンドプリルエルブミン（コバシル他）とカルシウム（Ca）拮抗薬のアムロジピンベシル酸塩（アムロジン、ノルバスク他）は高血圧の治療に使われているといえそうです。

利尿薬は心不全患者のうっ血管理の鍵を握る。
⇒60ページ

75歳未満で糖尿病などの合併症のある患者の降圧目標は130/80mmHg（診察室血圧）未満です。こ

の患者の血圧は120〜130/70mmHg程度なので、この2剤でコントロールされているのだと思います。

　また、2型糖尿病に対してはメトホルミン塩酸塩（メトグルコ他）とジペプチジルペプチダーゼ（DPP）-4阻害薬のトラゼンタ（一般名リナグリプチン）が処方されています。随時血糖146mg/dL、HbA1c7.2%なので、コントロールはまずまずといえそうです。

ただ、DPP-4阻害薬は心血管イベント抑制などに対するエビデンスが乏しいとされています。一方で、糖尿病治療薬でもあるナトリウム・グルコース共輸送体（SGLT）2阻害薬は、HFpEFやHFmrEF（LVEFが軽度に低下した心不全）の患者についても心血管死または心不全悪化のリスクを有意に抑制するとされています。

> SGLT2阻害薬は、HFrEF患者のみならずHFpEF患者の予後改善効果も認められている。
> ⇒94ページ

　DPP-4阻害薬からSGLT2阻害薬への変更を提案できるといいように思います。SGLT2阻害薬は利尿作用もあるので、同薬で体液管理できればフロセミドを減量あるいは中止できるかもしれません。

> 心不全に対するSGLT2阻害薬の短期的な効果には、血行動態の改善がある。
> ⇒95ページ

ロスバスタチンカルシウム（商品名クレストール他）は脂質異常症に対して処方されており、LDLコレステロール（-C）は82mg/dLです。心血管イベントの既往はありませんが、糖尿病や高血圧などを合併し

> 心不全も心房細動も包括的リスク管理が重要。併存症管理にも目を向けよう。
> ⇒174ページ

ていて高リスクですので、スタチンの継続は必要だと思います。

中性脂肪値が高く、そのためパルモディア（一般名ペマフィブラート）が併用されているようですが、フィブラート系薬による予後改善のエビデンスは強くありません。検討の余地がありそうです。

高尿酸血症に対してフェブキソスタット（商品名フェブリク他）が処方されていますが、一方で、ループ利尿薬では尿酸値が上昇することがあります。

そもそも痛風発作の既往がなければ、尿酸値が少々高くても薬物治療は行わないのが基本だと思いますので、痛風がなければ同薬の中止が検討できそうです。

また、SGLT2阻害薬の服用によってループ利尿薬を減量あるいは中止できれば尿酸値が下がり、フェブキソスタットが必要なくなるかもしれません。

いずれも賛成ですが、私はどちらかというと整形外科の処方が気になっています。この患者にとって最もリスクが高いのはロキソプロフェンではないでしょうか。

服用中のACE阻害薬などのレニン・アンジオテン

レニン・アンジオテンシン系（RAS）阻害薬は糸球体内圧を低下させることがある。利尿薬やNSAIDsとの併用でリスクが高まる。
⇒73ページ

シン系（RAS）阻害薬とループ利尿薬、非ステロイド抗炎症薬（NSAIDs）の3種類は「トリプルワーミー」と呼ばれ、急性腎障害（AKI）を来す可能性の高い組み合わせです。外用薬では難しいのか、頓用にできないか、患者に症状を聞いたり、医師に確認したいです。

> トリプルワーミーについて押さえておこう。
> ⇒194ページ

また、優先度は下がりますが、一緒に処方されているレバミピド（ムコスタ他）についても、患者は胃食道逆流症（GERD）でプロトンポンプ阻害薬（PPI）のエソメプラゾールマグネシウム水和物（ネキシウム他）を服用していますので、必要なさそうです。整形外科の医師は循環器内科からの処方を把握していない可能性がありそうです。

服用継続の要否を考える

いいですね。だいたい2人が話した通りですが、改めて一緒に見ていきましょう。

まず循環器内科から出ている処方について。患者は、高血圧、糖尿病、脂質異常症、高尿酸血症があり、心不全のタイプはLVEFが保たれたHFpEFです。

HFpEFでは、利尿薬によるうっ血に対する治療と併

存症に対する治療が推奨されています。高血圧が主な原因であることも多く、十分な血圧管理が重要です。

降圧薬はペリンドプリルが処方されています。我が国のACE阻害薬は、添付文書上、海外よりも低用量で設定されているものがほとんどですが、ペリンドプリルだけは最高用量が欧米と同量です。十分な量を処方してしっかり効かせたいという思いが処方医にありそうです。

利尿薬は、基本的にはうっ血の解除に使用しますが、浮腫が見られなくなっても、ナトリウム（Na）利尿によって心臓を楽にさせる目的で、少量のループ利尿薬を継続することがあります。

スピロノラクトン（アルダクトンA他）は、HFpEFの予後改善における強いエビデンスは今のところありませんので、優先度は高くありません。

血糖管理は重要ですが、先ほど話に出たようにDPP-4阻害薬は心血管イベント発生率を抑えるなどのエビデンスは乏しく、検討の余地があります。

メトホルミンは、循環動態が不安定な状態では乳酸アシドーシスのリスクが高まることから、添付文書には、「心不全の患者は禁忌」と読める記載があります。どう

> HFrEFとHFpEFの治療方針について、それぞれ確認しよう。
> ⇒51ページ

> 利尿薬の機序と心不全に対する作用をおさらいしておこう。
> ⇒60ページ

考えればいいでしょうか。

メトホルミンは心血管リスクや死亡リスクを低下するという報告があり、欧米のガイドラインでは必ずしも心不全合併の糖尿病に対してその使用は禁忌となっていません。ただし、循環動態不安定な急性心不全や重症心不全では禁忌です。

　この患者は慢性心不全として病態は安定しており、予後を考えるとむしろメトホルミンを継続したいところですね。

　SGLT2阻害薬については、LVEFが低下したHFrEFだけでなく、HFmrEFやHFpEFにも心不全増悪による入院を有意に減少させるとして有用性が示されています。血糖値の抑制効果を兼ねて使用するのは、良い考えだと思います。

　脂質については、LDL-Cを重視して、十分に抑える治療が求められます。中性脂肪についても、動脈硬化性疾患のリスクとして無視できないとするエビデンスが出ているものの、フィブラート系薬の服用によって動脈硬化性疾患によるイベントを抑制したり、予後を改善するという明確なエビデンスはありません。

　中性脂肪値が500mg／dLを超えるくらいになれば

急性膵炎の発症リスクが高まるため必要ですが、この患者の場合、パルモディアは「絶対に必要な薬」とは言い難いでしょう。

　尿酸降下薬について、海外ではほとんどの国で無症候性高尿酸血症に対する適応がありません。患者は痛風の既往はありません。

　特にフェブキソスタットは、心血管疾患を有する痛風患者を対象とした海外臨床試験で、アロプリノール（ザイロリック他）群と比較して心血管死の発現割合が高かったとの報告があります。最近、否定するデータも出ていますが、リスクも勘案すると、こちらも心不全を有する無症候性高尿酸血症の患者に絶対必要な薬とはいえないでしょう。

　PPIは、消化器症状の有無を確認して、なければ中止が検討できるでしょう。

　まとめると、ペリンドプリル、アムロジピン、メトホルミン、ロスバスタチンを残して、DPP4阻害薬とループ利尿薬の代わりにSGLT2阻害薬を追加するといった処方に整理できそうです。

トリプルワーミーによるAKIに要注意

問題は、整形外科から出ているロキソプロフェンとレバミピドです。高齢者にNSAIDsが処方された場合、疑義照会しますか。

在宅であれば、「アセトアミノフェン（カロナール他）にできませんか」と確認しやすいですが、外来患者では、消化性潰瘍や高度腎機能障害など禁忌疾患があれば疑義照会しますが、高齢や慢性腎臓病（CKD）というだけでNSAIDsの処方に疑義照会するのは、かなりハードルが高いように思います。

ただ、処方医が利尿薬やRAS阻害薬を服用していることを把握していない可能性があれば、検査値を伝えつつアセトアミノフェンへの変更や頓用にできないか、問い合わせられるような気もします。

なるほど。実は、この患者は整形外科を受診した3日後に、突然労作時の息切れとふらつきを訴えて受診してきました。血圧106/74mmHg、脈拍32回/分に低下し、血清クレアチニン（SCr）値が1.61mg/dL、カリウム（K）値は7.2mEq/Lに上昇していました。

いわゆるトリプルワーミーによって腎血流量が低下し、急性腎障害（AKI）、高K血症を起こしたのですか。

> **column**

トリプルワーミーに注意!

　レニン・アンジオテンシン系(RAS)阻害薬、利尿薬、非ステロイド抗炎症薬(NSAIDs)の3剤併用は、2剤併用(RAS阻害薬＋利尿薬)に比べて、急性腎障害(AKI)の発症リスクが高まることが報告されており、この3剤の併用は「トリプルワーミー」と呼ばれている。

　ACE阻害薬／ARBは、輸出細動脈を拡張させることで糸球体内圧を下げ、糸球体濾過量を抑制することで蛋白尿を抑え、腎機能悪化を防ぐよう働く。また、利尿薬によっては腎血流量を減少させるため、糸球体濾過量は低下する。NSAIDsは、プロスタグランジンによる腎血管拡張(特に腎障害があると代償性に血管拡張を来している)を抑制するため、輸入細動脈を収縮させて糸球体への血液流入量をさらに減少させる。これら3剤が併用されることで、糸球体の虚血を招き、AKIの発症リスクが高まると考えられる。

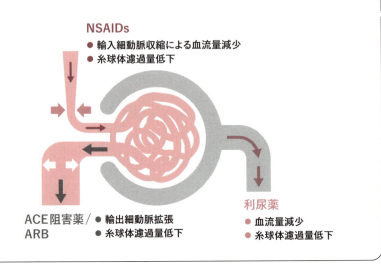

そう考えられました。高K血症では不整脈、心停止が起こることがあり、非常に危ない状態でした。この患者のように、内科での処方を知らずに他科からNSAIDsが処方された場合、止められるのは薬局薬剤師です。ぜひ、「内科からRAS阻害薬と利尿薬が出ていて、NSAIDsが加わるとAKIのリスクが高まりますので、アセトアミノフェンなどにできませんか」と医師に問い合わせてください。

トリプルワーミーによるAKIは、高齢者に多いのですが、若年者でも起こり得ます。以前、40歳でAKIを起こした慢性心不全患者を経験しましたが、抜歯時に処方されたロキソプロフェンが原因でした。1、2回の服用でも起こり得ますし、透析や腎移植が必要となることもあります。

疑義照会をした時に「そのままで」と言われた場合には、患者にAKIの初期症状、つまり浮腫、尿量減少や無尿、褐色尿、悪心、食欲不振、全身倦怠感などについて伝えて、それらが発現したら薬の服用をやめてすぐに連絡するよう指導しておくことも重要だと思います。

NSAIDs含有のOTC薬を患者が購入して服用する可能性もあるので、その点も注意喚起しておく必要がありますね。

> トリプルワーミーは「薬剤師が絶対防ぐ」という意識を持とう!

飲水制限はどう考える?

 では今後、この患者をどうフォローしていきましょうか。

 メトホルミンとSGLT2阻害薬は、シックデイ、つまり食事ができない状況下では中止が基本です。シックデイルールを医師に確認し、患者に指導して、その理解度を定期的に確認することが大切だと思います。特にこの患者は、腎機能低下と心不全があり、メトホルミンによる乳酸アシドーシスのハイリスク患者です。SGLT2阻害薬が追加されれば、さらに脱水のリスクが高まりますので、なおさらです。

SGLT2阻害薬投与時のフォローアップポイントをおさらいしておこう。
⇒97、98ページ

 心不全患者の飲水制限は、入院治療となるような病態でまれに必要となる場合がありますが、日常は基本的には必要ないと考えてよいでしょう。Naの排出は重要ですが、腎血流量を保つために水分は必要です。食事以外に1日1200mL以上、1500mLくらいを目安に水分摂取してもらうよう指導するといいでしょう。

 ループ利尿薬は、食事ができないような状況となった場合は、服用を中断するよう伝えておいた方がよいのでしょうか。

 必要性があって処方されている利尿薬については、中断によって心不全が増悪する場合があり、糖尿病

用薬のように「シックデイ時には中止する」と明確に言えません。とはいえ、食事がほとんど摂れていないのに薬だけしっかり服用して脱水を起こす事例もありますので、「食べられなくなったら連絡してください」と伝えることが多いですね。

 薬剤師としては、患者の食事や水分の摂取状況などを確認した上で処方医に的確に情報提供し、指示を受けるようにしたいですね。

 生活面にも目を向けたいです。BMIが26.03で肥満（1度）なので減量するようサポートしたいです。体重減少によって血圧や血糖などのコントロールが良くなれば薬も減らせそうです。

 その通りですね。この患者は色々な生活習慣病を有していますが、いずれもそれなりにコントロールされていて心血管イベントの既往もありません。こうしたケースでは、案外予後が良く、その鍵を握るのは生活習慣の改善、血圧と血糖の十分な管理です。具体的には減塩と摂取カロリー量の是正、運動、そして体重管理などが大切です。具体的にどうサポートしますか。

 まずは、家庭血圧と体重を測定してもらい、毎回確認して、「よく記録を付けていますね、いいですね」と褒めてモチベーションが高まるように話したいです。

私は「心不全手帳」を紹介したいです。血圧や体重を記録するページを毎回、プリントアウトして渡してもいいですね。

「心不全手帳」は、日本心不全学会のウェブサイトからダウンロードできる。
⇒36ページ

　心不全については今のところ落ち着いているようですが、浮腫や息切れなどの症状に目配りし、増悪させないよう塩分摂取過多や疲労、感染症に気を付けるよう話したいです。ワクチン摂取の有無も確認した方がよさそうです。

心不全増悪の3大要因は「塩分摂取過多」「感染症」「疲労」。増悪を起こさないようアドバイスしよう。
⇒53ページ

　ダイエットについては、本人が続けられるようサポートすることが大切だと思います。「運動と食事、どちらが取り組みやすいですか」と聞いて、選択してもらいます。さらに、具体的にどう取り組むかを一緒に決めて、「次の来局日まで続けてくださいね」と約束し、次回、確認するようにしています。

　近所の患者であれば、ウォーキングの順路に薬局を入れてもらって顔を出してもらい、「歩いていますね、すごいですね」と声を掛け、励みにしてもらうこともあります。何をすればよいか分かっているものの、実行できていない人がほとんどなので、サポート次第で実践できる人も多いと思います。その役割を担えればいいと考えます。

　関わり方は、その患者に合わせて様々でいいと思い

ます。生活習慣の是正は医師だけではできません。ぜひ、薬局薬剤師の皆さんに関わってほしいですね。

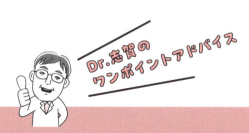

　RAS阻害薬と利尿薬を服用する患者に、整形外科など他科からNSAIDsが処方された場合は、ぜひ、疑義照会して服用薬を伝えつつ、「AKIのリスクが高まりますので、アセトアミノフェンなどに変更できませんか」と問い合わせてください。
　複数の医師から処方された薬で起こるトリプルワーミーによるAKIを防げるのは、薬局薬剤師です。

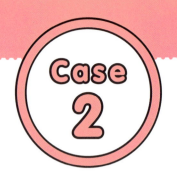

心房細動合併の心不全患者の血圧低下、どう考える？

80歳、女性
夫と2人暮らし。訪問看護師が薬を管理していたが服用忘れが増え、l夫の勤務する薬局が担当することに。お薬カレンダーを導入し、近隣に住む娘が服薬を確認するようにした。身長149cm、体重47kg、血圧80～100/40～60mmHg、心拍数85～94回/分。
【疾患名】アルツハイマー型認知症、発作性心房細動、心不全（HFpEF）
【検査結果】ナトリウム（Na）138mEq/L、カリウム（K）5.0mEq/L、HbA1c5.6%、中性脂肪72mg/dL、LDLコレステロール80mg/dL、尿素窒素（BUN）34.7mg/dL、血清クレアチニン（SCr）1.01mg/dL、ヘモグロビン（Hb）9.5g/dL、アルブミン（Alb）3.4g/dL、総蛋白6.6g/dL、脳性ナトリウム利尿ペプチド前駆体N末端フラグメント（NT-proBNP）3000pg/dL、肝機能は特に問題なし

［処方箋］

(1)【般】アスピリン腸溶錠100mg　1回1錠（1日1錠）
　　タケキャブ錠10mg　1回1錠（1日1錠）
　　【般】プラバスタチンNa錠10mg　1回1錠（1日1錠）
　　【般】フロセミド錠10mg　1回1錠（1日1錠）
　　【般】トラセミド錠4mg　1回1錠（1日1錠）
　　フォシーガ錠5mg　1回1錠（1日1錠）
　　【般】ビソプロロールフマル酸塩錠0.625mg
　　　　1回1錠（1日1錠）
　　【般】ジルチアゼム塩酸塩徐放カプセル100mg
　　　　1回1カプセル（1日1カプセル）
　　　　1日1回　朝食後　14日分

(2) エリキュース錠2.5mg　1回1錠（1日2錠）
　　　　1日2回　朝夕食後　14日分

(3) エンシュア・H　1回250mL（1日500mL）
　　　　1日2回　朝夕食後　14日分

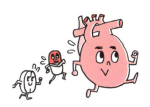

今回は、私が担当した80歳女性の症例です。夫と2人暮らしですが近隣に住む次女が毎日のように顔を出して面倒を見ています。

認知機能が低下して服薬管理が難しくなったことから当薬局に居宅療養管理指導の依頼がありました。

患者は、発作性心房細動と心不全と診断されており、9種類の内服薬とエンシュア・Hが処方されていました。心不全は左室駆出率（LVEF）が保たれたHFpEFです。

血圧が80〜100/40〜60mmHgと低く、訪問診療医から降圧作用のある薬を調節したいと相談がありました。他にも気になる点が幾つかあり、どう考えるべきか意見をもらいたいです。

> 慢性心不全と心房細動の病態と治療について、確認しよう。
> ⇒46、126ページ

降圧作用のある薬剤は？

血圧低下を来す薬としては、β遮断薬のビソプロロールフマル酸塩（商品名メインテート他）、カルシウム（Ca）拮抗薬のジルチアゼム塩酸塩（ヘルベッサー他）、利尿薬が該当すると思います。この患者は、浮腫はありますか。

あります。足背と腓腹（ふくらはぎ）、あと腹部も。全体的に浮腫んでいるように見えますが、顔面の浮腫はありません。

ループ利尿薬のフロセミド（ラシックス他）とトラセミド（ルプラック他）は、心不全による体液貯留の是正を目的に処方されていると思いますが、2剤をいずれも低用量で併用する意味はあるのでしょうか。

　ナトリウム・グルコース共輸送体（SGLT）2阻害薬のフォシーガ（一般名ダパグリフロジンプロピレングリコール水和物）も処方されており、脱水が心配です。

　検査値を見ると、BUNが高く、脱水の指標の1つといわれるBUN／クレアチニン比が20を超えています。脱水があるため頻脈が起こっている可能性も考えられそうです。

私もそう考えたものの、浮腫がある状態で利尿薬の減薬は提案しにくいですよね。また頻脈もありβ遮断薬は中止しにくいです。そう考えると、減らせそうなのはCa拮抗薬のジルチアゼムと考え、処方医に中止を提案しました。

ループ利尿薬3種類の特徴を押さえておこう。
⇒60ページ

その考えは賛成です。血圧が低下すると、心拍数を上げて血流を保とうとするため頻脈に傾きます。ジルチアゼムの中止によって血圧が上がれば心拍数も落ち着くような気がします。

　また、浮腫の原因はジルチアゼムの副作用の可能性も考えられます。同薬の中止によって浮腫が改善されれば、利尿薬の整理もできそうです。

　他にこの患者について、抗血小板薬のアスピリン（商品名バイアスピリン他）と直接阻害型経口抗凝固薬（DOAC）であるエリキュース（一般名アピキサバン）、抗血栓薬が2剤処方されている点も気になります。

　エリキュースは心房細動による心原性脳塞栓症の予防目的と考えられますが、アスピリンも処方されているということは狭心症や心筋梗塞、またはアテローム血栓性脳梗塞などの既往があるのでしょうか。

　いずれにしても、アスピリンとDOACの抗血栓薬2剤の長期併用は、出血リスクが高まるため推奨されていません。医師に相談してアスピリンを中止できれば、同薬による消化性潰瘍の再発抑制目的と考えられるタケキャブ（一般名ボノプラザンフマル酸塩）の中止も検討できそうです。

> 心原性脳塞栓症を予防する治療の主軸である抗凝固療法について復習しておこう。
> ⇒134ページ

そうなんですよね。患者は脳梗塞の既往があると聞いているのですが、アテローム血栓性脳梗塞など動脈硬化性疾患なのか、心原性の脳塞栓症なのか、発症時期や症状の程度なども不明です。

SGLT2阻害薬も気になります。身長149cm、体重47kgなので極端に痩せているわけではありませんが80歳ですし、同薬の服用によって体重減少を来さないか心配です。

SGLT2阻害薬投与時の注意点について押さえておこう。
⇒97, 98ページ

見るからにフレイルといった痩せ型ではありませんが、娘が頻繁に様子を見に行っているものの、老老介護で食事が摂れていない時もあるようで、エンシュア・Hでカロリーを補っている状態です。

利尿薬はシンプルにして体液管理を

志賀先生はどう考えますか。

なかなか難しいケースですね。順番に考えていきましょう。

　まず、患者はHFpEFということなので、ビソプロロールフマル酸塩（商品名メインテート他）とジルチアゼム塩酸塩（ヘルベッサー他）は心房細動による

頻脈の調節のために処方されているのでしょうね。

浮腫があり利尿薬が処方されていますが、**糖尿病がない患者で、フロセミド、トラセミド、フォシーガの3剤はどうでしょうか。**

私は、利尿作用のある薬はシンプルに1剤にすべきと考えます。ループ利尿薬2剤が併用された処方を時々見かけますが、投与量の調節が難しくなるので、私は併用をしません。特にトラセミドは、増量による効果の上がり具合が読みにくく、安定している患者ならいいですが、そうでない場合、調節が難しいことが多いです。

この患者のように、食事摂取量が一定でなかったり浮腫があるような場合、フロセミド1剤にして、うっ血があれば増量する、脱水に傾いたら減量するといったように、シンプルに管理できるようにした方がいいと思います。

SGLT2阻害薬も非常に気になりますね。特に高齢者の場合、SGLT2阻害薬によって尿路感染症や体重減少を来すことがあり、欠食があると脱水のリスクが高まります。

この患者は、食事が摂れていない、つまりシックデイ

心房細動のレートコントロールに主に使われるのはβ遮断薬、Ca拮抗薬、ジゴキシンの3剤。
⇒151ページ

慢性心不全の患者では利尿薬の増量・減量を繰り返すことも。
⇒64ページ

の状況が時々生じていますよね。SGLT2阻害薬はシックデイ時には脱水のリスクが高まることなどから休薬するよう推奨されています。そう考えると、そもそもこの患者への同薬の投与は避けた方がよさそうに思います。処方されている場合は、シックデイ時の対応の指導が必要です。

その通りだと思います。SGLT2阻害薬は良い薬ですがリスクもあります。この患者の場合、私ならフォシーガも中止、1日の飲水量や脱水の状態などを勘案して、フロセミドを10mg／日または20mg／日で様子を見るでしょう。

> SGLT2阻害薬は欠食時（シックデイ時）は休薬が基本。
> ⇒98ページ

悩ましいジルチアゼム中止の判断

ジルチアゼムは、レート（心拍数）を抑える役割も果たしていますので、中止するかどうかは非常に悩ましいです。

ただ、これだけ血圧が低いと臓器血流が保てず、腎血流量低下による乏尿や、脳血流低下による転倒のリスクもあります。そう考えると血圧に影響する薬は中止を検討せざるを得ず、ジルチアゼムを中止するしかないと考えるでしょう。

頻脈については、心房細動の発作時に起こるのか、洞調律の時でも速いのかが確認できるといいですね。洞調律で速いとしたら水の引き過ぎ、つまり脱水の可能性があります。利尿作用のある薬を3剤も服用しているので、その可能性は十分あります。

　他に、血液検査の結果からアルブミン（Alb）が3.4g/dLと低く、低栄養がありそうです。血清クレアチニン（SCr）は1.01mg/dLですが、筋肉量が少ないため、実際はもう少し腎機能が悪いのではないでしょうか。腎臓を守るためにも臓器血流を維持したい、血圧をもう少し上げたいと考えます。

　アスピリン、エリキュースについては、2人が話した通りで、エリキュース1本にすべきでしょう。アスピリンではなくDOACを残す理由は、心原性脳塞栓症の方がイベントを起こした際、脳の広範囲にダメージを受ける、つまり予後への影響が大きいためと考えられることが多いです。

　ただし、心房細動を有する高齢患者の脳梗塞が、全て心原性とは限りません。従って、今回のケースでは当てはまりませんが、高齢者でアテローム血栓症が前面にある場合などでは、心房細動があってもアスピリンを残すこともあります。

心房細動と洞調律の違いを押さえておこう。
⇒126ページ

まとめると、今回のケースは私ならエリキュースとフロセミド10mgだけを残して、残りは全て中止して1週間後に様子を診て、心拍数が高ければビソプロロール0.625mgの追加を検討します。

アドヒアランスを考慮して貼付薬のビソノテープ2mgに変更するのも一手だと思いますが、血圧が下がることがあるので、この患者の場合は難しいかもしれません。浮腫が進むようであれば、フロセミドを増量します。

心拍数は90回/分を目指して管理

心房細動の患者の心拍数はどのくらいまで下げるべきでしょうか。

90〜100回/分程度までで十分です。「RACE II試験」では、心房細動の患者を対象として、厳格なレートコントロール（目標80回/分未満）群と緩やかなレートコントロール（目標110回/分未満）群を比較していますが、心血管死や心不全による入院などの発生において、有意差は見られませんでした。

つまり、心房細動の患者では100回/分と70回/分では予後が変わらないため、90回/分くらいを目

心房細動のレートコントロールの目的は症状によるQOLの低下を防ぐことと、左室機能の維持の2点。
⇒149ページ

指せば十分と考えられます。

 この患者の治療で今大切なのは、食事量や飲水量、バイタルサインなどを見ながら、利尿薬で調整していくことで、そのために処方はできるだけシンプルにしておくのがいいというわけですね。

そして薬剤師にできるフォローアップのポイントとしては、血圧の維持、心拍数の管理、これは90〜100回/分程度にすること、脱水を起こさないようにすること、致命的な心原性脳塞栓症を起こさないためにDOACをしっかり服用してもらうこと——などですね。

 体液管理をする上で、浮腫があっても脱水の状態、いわゆる血管内脱水が起こっていないかどうかは、どうすれば分かりますか。

 頸静脈を見てください。右の頸静脈を見て、ぺしゃんこ、つまり虚脱していれば血管内脱水の可能性があります。

通常、頸静脈は仰臥位にすると（特に呼気で）張ってきますが、仰臥位でも頸静脈が虚脱していたら血管内の容量が減っている、水の引き過ぎといえます。

心拍数が120回/分を超えると心臓に血液を満たす時間が短くなり心拍出量は減少する。
⇒149ページ

DOAC服用中の患者には出血性合併症にも注意。
⇒145ページ

一方、座位や立位では通常、頸静脈は虚脱しますが、張っている場合は「頸静脈怒張」と呼ばれ、うっ血が進んでいると考えられます。その場合、利尿が必要です。

　下肢浮腫があるものの、頸静脈が張っていない場合、下肢筋力低下によるポンプ機能や静脈弁の機能低下による静脈血のうっ滞から来る浮腫が考えられます。一方、低Albも浮腫の原因となり、Alb3.5g/dL未満では浮腫が見られることが多いです。他には、先ほども話に出ていましたが、Ca拮抗薬による浮腫の可能性もあります。

脱水については、手を触った時の乾燥具合も参考になりますか。

いいですね。患者宅を訪問した際には、手を握って頸静脈を見て、その情報を医師に共有してくれれば非常にありがたいです。

　他に、日々の心不全の管理では、血圧と心拍数と体温、体重は常に意識してほしいですね。1日2kg程度の増量は生理的な体重増加を超えているので、心不全の増悪と捉えることができます。毎日の測定・記録があれば心不全の増悪の予兆を早めにキャッチできます。

心不全の増悪による入院を防ぐには、変化を早めに拾い上げて是正することが大切。
⇒34ページ

ADLに応じた管理を考えよう

 アスピリン、エリキュースの抗血栓薬2剤併用によって、出血リスクが高まっていますので、下血や消化管出血がないかしっかり確認することも大切だと思います。また、水分が十分に摂取できているかどうかも要チェックです。

　それと、DOACの中ではエリキュースだけが1日2回服用です。服薬アドヒアランスが良好であれば構いませんが、不良であれば1日1回服用のエドキサバントシル酸塩水和物（リクシアナ）などへの変更を提案し、娘が毎日、確実に飲ませられるようにしたいです。DOACのノンコンプライアンスによって心原性脳塞栓症を起こすことのないように十分注意したいです。

心原性脳塞栓症の予防に使われるDOACは4種類。禁忌、用法、減量基準などを把握しておこう。
⇒137ページ

 服薬アドヒアランスを考慮して1日1回服用のDOACにするのはいいアイデアですね。

 ちなみにこの患者は、ADLは自立しているのでしょうか。

 実はほとんど寝たきりです。

 そうなのですか。ベッド上で過ごしているのであれば、身体活動で頻脈になることも少ないでしょうし、症状

がなければ困ることはほとんどないので、レートコントロールはもっと緩くて構いません。ベッド上の場合、「心房細動患者の心拍数は120回/分を超えなければいい、心不全にならなければいい」とざっくり考えるのでよいでしょう。

　繰り返しになりますが、大切なのは血圧です。「心拍数×1回拍出量＝心拍出量（血圧）」ですので、血圧が維持できる心拍数と拍出量であればいいわけです。心拍数が90回/分であっても、1回拍出量が維持できれば血圧は維持できます。

　例えば、肥大性心筋症などで心臓の内腔が小さく拡張障害の強い心臓では、1回拍出量を維持するために心拍数をさらに落とす必要がありますが、そのような例は限られます。

　一般には、そこまで下げる必要はありません。血圧を保つための代償として心拍数が上がっていることもあります。それを薬で邪魔しないことが大切です。

　今回は、非常に難しいケースだったと思いますが、だからこそ、医師と薬剤師とでこのようなディスカッションをすることが大切です。

心機能と血行動態の変化、代償機構についておさらいしておこう。
⇒18ページ

処方が変更になった時には、数日から1〜2週間後に必ず様子を見てください。切り替え時は医師も心配ですから、薬剤師が積極的にフォローアップしてその情報を医師に共有し、処方についても提案してもらえれば非常に心強いと思います。

フォローアップのタイミングは、処方変更時と継続時では異なる場合も。考え方を整理しておこう。
⇒59ページ

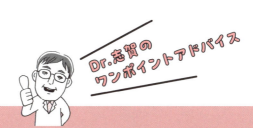

　心房細動のレートコントロールでは、脈拍90〜100回/分程度で管理しますが、患者が寝たきりの場合は、身体活動で頻脈になることは少なく困ることはあまりないので、心不全にならない程度、つまり120回/分を超えなければいいと考えるのでよいでしょう。
　このようにADLや活動量によって管理目標値が異なる場合がありますので、日頃から把握するようにしましょう。

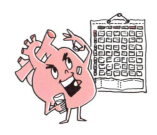

日本語索引

あ

アルドステロン ―― 26,74,82
アンジオテンシン受容体ネプリライシン阻害薬（ARNI）
―― 45,49,70,78
アンジオテンシンII受容体拮抗薬（ARB）―― 49,70,78,80
アンジオテンシン変換酵素（ACE）阻害薬 ―― 49,70,80,84
息切れ ―― 30,33,56,91,97,122
一酸化窒素（NO）―― 41,108
イニシャルディップ ―― 98
飲水制限 ―― 68,98,196
右心不全 ―― 28,31,32
うっ血 ―― 30,49,60
運動耐容能 ―― 13,57
エリスロポエチン ―― 95
塩分摂取過多 ―― 22,54,198

か

拡張不全 ―― 47
過分極活性化環状ヌクレオチド依存性（HCN）4チャネル ―― 102
可溶性グアニル酸シクラーゼ（sGC）―― 108
環状グアノシン一リン酸（cGMP）―― 108
眼前暗黒感 ―― 55,164
起坐呼吸 ―― 30,31,35,55
急性腎障害（AKI）―― 81,193
急性心不全 ―― 22,38,53,63
強心薬 ―― 41
禁煙 ―― 175
クレアチニンクリアランス（CCr）―― 138,172
頸静脈怒張 ―― 30,211
血圧管理 ―― 23,34,175
血管拡張薬 ―― 23,39
血管内脱水 ―― 210
血行動態 ―― 18,20,24,27,41,90,95,103
血清クレアチニン（SCr）―― 64,90,138
高カリウム血症 ―― 74,84
交感神経系 ―― 19,24,93,121
抗凝固療法 ―― 133,134
抗凝固薬 ―― 134
光視症 ―― 107
甲状腺機能障害 ―― 122
後負荷 ―― 18,23,39,78,90,95,110
抗不整脈薬 ―― 133,158

さ

催不整脈作用 ―― 162
左室駆出率（LVEF）―― 47,49

左心不全 ─── 28,30
ジギタリス中毒 ─── 115,118
糸球体濾過量（GFR） ─── 73,98
持続性心房細動 ─── 128
シックデイ ─── 98,207
収縮不全 ─── 47
出血性合併症 ─── 145
硝酸薬 ─── 40
静脈還流 ─── 28,39
女性化乳房 ─── 83
徐脈 73,84,87,118,130,155,164,170
心室頻拍 ─── 164
神経体液性因子 ─── 13,18,24
心原性脳塞栓症 ─── 130,134
心電図 ─── 127,163,168
心拍出量 ─── 24,28,31,41
心不全の定義 ─── 13
心不全症候 ─── 28
心不全ステージ分類 ─── 15
心不全手帳 ─── 36
心房細動 ─── 126
心房性ナトリウム利尿ペプチド（ANP）
─── 26,42,79
心房粗動 ─── 162
診療ガイドラインに基づく薬物治療
（GDMT） ─── 49

正常血糖ケトアシドーシス ─── 98
咳 ─── 75,81
前負荷 ─ 18,23,26,39,54,64,81,95,96

た

代償機転 ─── 12,18,24
調剤後薬剤管理指導料2 ─── 53
直接阻害型経口抗凝固薬（DOAC）
─── 134,136,204,212
低心拍出量 ─── 28
洞調律 ─── 126,133,148
洞調律維持療法 ─── 158
トリプルワーミー ─── 193
トルサード・ド・ポワンツ（TdP）
─── 164,166

な

ナトリウム・グルコース共輸送体
（SGLT）2阻害薬 ─── 49,94,206
尿細管糸球体フィードバック
（TGF）機構 ─── 97
尿路・性器感染 ─── 99
ネプリライシン ─── 78
脳性ナトリウム利尿ペプチド（BNP）
─── 26,42,79
脳性ナトリウム利尿ペプチド前駆体
N端フラグメント（NT-proBNP） ─ 42

は

肺毒性————————————122
バソプレシンV_2受容体拮抗薬————40
非ジヒドロピリジン系 Ca 拮抗薬
————————149, 151, 156
非ステロイド抗炎症薬（NSAIDs）
————————55, 73, 81, 193
非弁膜症性心房細動————136, 141
頻脈————————123, 130, 149
浮腫————30, 35, 56, 60, 64, 67, 91, 97
ブラジキニン————————70, 80
プロトロンビン時間国際標準比
（PT-INR）————————141
包括的リスク管理————————174
発作性心房細動————————128

ま

マクラデンサ————————97
慢性腎不全（CKD）————74, 84, 94
慢性心不全 46, 52, 65, 83, 94, 102, 108
味覚障害————————————75
ミネラルコルチコイド受容体
　拮抗薬（MRA）————27, 49, 82

や

薬物代謝酵素チトクローム P450
　（CYP）——105, 121, 142, 143, 154
輸出細動脈————————70, 73

ら

リズムコントロール————132, 148, 158
利尿薬————23, 39, 49, 59, 60, 73, 81, 118
ループ利尿薬————————40, 60, 206
レートコントロール————132, 148
レニン・アンジオテンシン系（RAS）
　阻害薬————————49, 70, 80
レニン・アンジオテンシン・
　アルドステロン（RAA）系
————————24, 42, 70, 78, 82, 84

外国語索引

A
ABC パスウェイ —— 130
ANP —— 26, 42, 79
AKI —— 81, 193
ACE 阻害薬 —— 49, 70, 80, 84
ARB —— 49, 70, 78, 80
ARNI —— 45, 49, 70, 78

B
BNP —— 26, 42, 79
β遮断薬 —— 27, 49, 86

C
CCr —— 138, 172
CKD —— 74, 84, 94
cGMP —— 108
$CHADS_2$ スコア —— 134
CYP2C9 —— 142
CYP3A —— 105, 121, 154

D
DOAC —— 134, 136, 204, 212

F
Frank-Starling 機構 —— 18

G
GDMT —— 49
GFR —— 73, 98
Giusti-Hayton の計算式 —— 172

H
HCN4 チャネル —— 102
HFmrEF —— 48
HFpEF —— 46, 94
HFrEF —— 46, 72, 78, 83, 86, 94, 102, 108

L
LVEF —— 47, 49

M
MRA —— 27, 49, 82

N
NO —— 41, 108
NSAIDs —— 55, 73, 81, 193
NT-proBNP —— 42
NYHA 心機能分類 —— 57

P
PARADIGMHF 試験 —— 78
PT-INR —— 141

219

▶ 薬剤名索引

Q
QT 延長症候群 ———— 164,166

R
RAA 系 ———— 24,42,70,78,82,84
RACE II 試験 ———— 150,209
RAS 阻害薬 ———— 49,70,80

S
SCr ———— 64,90,138
sGC ———— 108
SGLT2 阻害薬 ———— 49,94,206

T
TGF 機構 ———— 97
TdP ———— 164,166

V
Vaughan Williams 分類 ———— 121,159

ア
アーチスト ———— 63,86,90,153
アスピリン ———— 204,212
アゾセミド ———— 60
アピキサバン ———— 137,204,212
アミオダロン塩酸塩
———— 116,120,143,160
アムロジピンベシル酸塩 ———— 186
アムロジン ———— 186
アルダクトン A ———— 83,190
アレビアチン ———— 106,144
アンカロン ———— 116,120,143,160

イ
イグザレルト ———— 137
イトラコナゾール ———— 106
イトリゾール ———— 106
イバブラジン塩酸塩 ———— 102

エ
エドキサバントシル酸塩水和物
———— 137,140,212
エプレレノン ———— 83
エリキュース ———— 137,204,212
エンパグリフロジン ———— 94
エンレスト ———— 78

オ

オメプラゾール ―― 143
オメプラール ―― 143

カ

カペシタビン ―― 144
カルバマゼピン ―― 144
カルベジロール ―― 63,86,90,153
カルペリチド（遺伝子組換え）―― 40

ク

クラリシッド ―― 106
クラリス ―― 106
クラリスロマイシン ―― 106
クレストール ―― 187

コ

コバシル ―― 186
コララン ―― 102

サ

サクビトリルバルサルタンナトリウム
　水和物 ―― 78
サムスカ ―― 40
サンリズム ―― 160,162,170,172

シ

ジゴキシン ―― 41,112,149,151
ジゴシン ―― 41,112,149,151
ジソピラミド ―― 171
シベノール ―― 160,170
シベンゾリンコハク酸塩 ―― 160,170
シメチジン ―― 143
ジャディアンス ―― 94
硝酸イソソルビド ―― 40
ジルコニウムシクロケイ酸
　ナトリウム水和物 ―― 84
ジルチアゼム塩酸塩
　―― 106,151,202,205,207

ス

スピロノラクトン ―― 83,190

セ

セララ ―― 83
ゼローダ ―― 144

タ

ダイアート ―― 60
タガメット ―― 143
ダパグリフロジンプロピレングリコール
　水和物 ―― 94,202,206

221

ダビガトランエテキシラート
　メタンスルホン酸塩 ——————— 137
タンボコール ————————————— 160

テ
テグレトール ————————————— 144

ト
ドブタミン塩酸塩 ————————— 41
ドブトレックス —————————— 41
トラセミド ———————— 60,203,206
トラゼンタ ————————————— 187
トルバプタン ———————————— 40

ニ
ニトロール ————————————— 40
ニトログリセリン —————————— 40

ノ
ノルバスク ————————————— 186

ハ
パルモディア ———————————— 188
パラミヂン ————————————— 143
ハンプ ——————————————— 40

ヒ
ビソプロロールフマル酸塩
　——————————— 86,104,153,205
ヒダントール ———————— 106,144
ピメノール ————————————— 171
ピルシカイニド塩酸塩水和物
　————————— 160,162,170,172
ピルメノール塩酸塩水和物 —— 171

フ
フェニトイン ———————— 106,144
フェブキソスタット ——————— 188
フェブリク ————————————— 188
フォシーガ ———————— 94,202,206
ブコローム ————————————— 143
プラザキサ ————————————— 137
フルバスタチンナトリウム —— 143
フレカイニド酢酸塩 ——————— 160
フロセミド ————— 60,186,203,206

ヘ
ベプリコール ———————————— 162
ベプリジル塩酸塩水和物 ———— 162
ペマフィブラート —————————— 188
ベラパミル塩酸塩 ——— 106,116,151
ベリキューボ ———————————— 108

ペリンドプリルエルブミン ――― 186
ベルイシグアト ――――――― 108
ヘルベッサー - 106,151,202,205,207

ミ

ミオコール ――――――――― 40
ミリスロール ―――――――― 40

メ

メインテート ――― 86,104,153,205
メトグルコ ――――― 187,190,196
メトホルミン塩酸塩 ― 187,190,196

ラ

ラシックス ―――― 60,186,203,206

リ

リクシアナ ――――― 137,140,212
リスモダン ―――――――― 171
リナグリプチン ―――――― 187
リバーロキサバン ――――― 137
リファジン ――――――― 106,144
リファンピシン ―――――― 106,144

ル

ルプラック ―――――― 60,203,206

ロ

ロキソニン ――――― 186,188,193
ロキソプロフェンナトリウム水和物
　　　　　　　　　 ――― 186,188,193
ロケルマ ――――――――― 84
ローコール ―――――――― 143
ロスバスタチンカルシウム ――― 187

ワ

ワーファリン ――――― 131,134,141
ワソラン ――――――― 106,116,151
ワルファリンカリウム ― 131,134,141

著者略歴

志賀 剛(しがつよし)

東京慈恵会医科大学臨床薬理学講座教授。1988年大分医科大学(現・大分大学)医学部卒業。内科研修後、自治医科大学大学院で臨床薬理学を専攻。1993年東京女子医科大学循環器内科入局、英国ハマースミス病院臨床薬理学部門留学、重症心不全・不整脈の診療に携わり、東京女子医科大学循環器内科准教授などを経て、2019年より現職。循環器臨床における臨床薬理学という立場で、研究、教育、啓発活動を行っている。

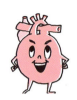

薬剤師力がぐんぐん伸びる
専門医がじっくり教える
心不全・心房細動

2024年12月2日　初版第1刷発行
2025年 4月3日　初版第2刷発行

著・監修	志賀 剛
編集	日経ドラッグインフォメーション
発行者	山崎 大作
発行	株式会社 日経BP
発売	株式会社 日経BPマーケティング
〒105-8308　東京都港区虎ノ門4-3-12
構成	サカイメグミ
デザイン・制作	株式会社 東京100ミリバールスタジオ
イラスト	やまもと妹子
印刷・製本	TOPPANクロレ株式会社

Ⓒ Tsuyoshi Shiga 2024
Printed in Japan
ISBN 978-4-296-20681-0

本書の無断複写・複製(コピー等)は著作権法上の例外を除き、禁じられています。
購入者以外の第三者による電子データ化および電子書籍化は、私的使用を含め
一切認められておりません。

本書に関するお問い合わせ、ご連絡は下記にて承ります。
https://nkbp.jp/booksQA